KÖNIGS FURT

Über dieses Buch

Aloe vera ist eine der erstaunlichsten Pflanzen der Natur. Sie entfaltet ihre einzigartige Wirkungsweise nicht nur als Schönheitselixier, sondern vor allem in ihrer breitgefächerten Anwendung als Heilpflanze. Zur Stärkung des Immunsystems wird sie zum Beispiel ebenso verwandt wie zur Behandlung von Hautkrankheiten oder Magen-Darm-Beschwerden.

Dieses Buch bietet kompetente und praxiserprobte Informationen rund um die Aloe vera. Im Mittelpunkt stehen die verschiedenen therapeutischen Anwendungsbereiche. Mit umfangreichen Hinweisen zur Aloe vera in der Aroma- und Bachblütentherapie, einer Übersicht zur Anwendung im Kreislauf des Jahres und ausgewählten Rezepten zur Schönheitspflege.

Ein fundierter und aktueller Ratgeber für alle, die die Aloe vera als wichtigen Bestandteil einer natürlichen, gesunden und bewussten Lebensführung nutzen möchten.

Über die Autorin

Elke van Eick beschäftigt sich als Naturkosmetikerin und Ausbilderin seit Jahren mit der ganzheitlichen Anwendung von Heilpflanzen. Dabei verbindet sie die Naturkosmetik mit Therapieformen der alternativen Medizin. Sie lebt und arbeitet in Hamburg.

Weitere Informationen zur Buchreihe »Bewusster leben Guides« erhalten Sie im Internet unter *www.bewusster-leben.de*

Elke van Eick

Aloe vera

Heilen, pflegen, bewusster leben

KÖNIGS FURT

Bewusster
GUiDE leben

BEWUSSTER LEBEN GUIDES
Herausgegeben von
Winfried Hille

Die in diesem Buch aufgeführten Behandlungsvorschläge, Ratschläge
und Rezepte wurden von der Autorin sorgfältig recherchiert und
geprüft. Eine Garantie kann dennoch nicht übernommen werden.
Eine Haftung der Autorin, des Herausgebers und des Verlages ist
daher ausgeschlossen.

Bibliografische Information der Deutschen Bibliothek

*Die Deutsche Bibliothek verzeichnet diese Publikation in der Deutschen
Nationalbibliografie; detaillierte bibliografische Daten sind im Internet
über http://dnb.ddb.de abrufbar.*

Originalausgabe
Krummwisch bei Kiel 2003

© 2003 by Königsfurt Verlag
D-24796 Krummwisch
www.koenigsfurt.com

Umschlag: Zembsch' Werkstatt, München, unter Verwendung
eines Motivs von Premium, Düsseldorf
Satz: Satzbüro Noch, Witten
Druck und Bindung: FVA, Fulda

ISBN 3-89875-062-0

INHALT

WAS WILL DIESES BUCH?

Seit einigen Jahren wird der Buchmarkt von Gesundheitsratgebern geradezu überschwemmt. Dabei bleibt es nicht aus, dass viele davon kaum über praktische Anwendungshinweise hinausgehen und nur selten weitergehende Hintergrundbetrachtungen bzw. eine Einbettung in eine ganzheitliche Sichtweise anbieten. Gerade bei Naturmitteln ist das meiner Meinung nach aber erforderlich.

Im Gegensatz zu den im Labor chemisch hergestellten Arzneimitteln sind Pflanzen lebendige Wesen, die wachsen und gedeihen und ebenso auf ihre Umgebung reagieren wie der Mensch. Dementsprechend umfassend sollten die Informationen darüber sein.

In diesem Buch geht es nicht nur darum, zu beschreiben, wie Sie ein Stück vom Blatt der Aloe vera abschneiden, um es auf eine Brandblase zu legen. Vielmehr habe ich versucht, das ganze Umfeld der Pflanze und ihre Verwendung darzustellen. Es geht nicht nur um die Pflanze selbst und darum, was man mit ihr machen kann, sondern um den gesamten Kontext, in den die Pflanze eingebunden ist.

Pflanzen haben ihre eigene Geschichte und Botanik, und jede von ihnen ist etwas Besonderes. Die Aloe vera gilt als die Königin unter den Heilpflanzen, weil sie sehr viele Eigenschaften und Wirkstoffe in sich vereint. Sie sollte bewusst und respektvoll verwendet werden. Das bedarf unserer besonderen Aufmerksamkeit und vor allem einer ganzheitlichen Betrachtung des Lebens.

Alles ist auf eine gewisse Art und Weise miteinander verknüpft. Deshalb habe ich Themen in dieses Buch einbezogen, die auf den ersten Blick nicht unmittelbar mit der Aloe vera zu tun haben.

Mir liegt sehr viel daran, zu zeigen, wie viel eine bewusste Lebensführung mit unserer Gesundheit zu tun hat. Ich hoffe sehr, dass Ihnen mein Buch dies vermittelt und Ihnen das Lesen Freude macht.

Für dieses Buch habe ich sehr viele Aloe vera-Produkte getestet, aber natürlich nicht alle. Wenn ich in diesem Buch nur einige Firmen erwähne, so ist dies nur eine subjektive Auswahl aus der unübersehbaren Vielfalt der Anbieter. Das bedeutet nicht, dass die nicht erwähnten Produkte nicht empfehlenswert wären.

Einige Produkte gibt es allerdings ausschließlich bei den angegebenen Firmen. Damit Sie als Verbraucher die Aloe vera-Zutat oder das besondere Produkt auch finden, habe ich mir erlaubt, am Ende des Buches entsprechende Bezugsquellen zu nennen.

Elke van Eick

ALOE VERA UND IHRE GESCHICHTE

Die Geschichte der Aloe vera ist fast so alt wie die Menschheit. Überlieferungen lassen vermuten, dass sie bereits im 5. Jahrtausend v. Chr. im Gebrauch gewesen ist. Durch alle Jahrtausende tauchen in alten Schriften und Heilbüchern immer wieder Rezepte mit Aloe vera auf.

Heilige Pflanze der Pharaonen

Die alten Ägypter betrachteten die Aloe nicht nur als Heilpflanze, sondern auch als religiöses Symbol mit vielfacher Bedeutung. Sie verehrten die Aloe-Pflanze tief und gaben ihr Beinamen wie »Blut der Götter« oder »Pflanze der Unsterblichkeit«.

Bei Ausgrabungen entdeckte Hieroglypheninschriften preisen die heilsame Wirkung der Aloe. Ebenso fanden sich Darstellungen der Aloe auf Wandmalereien in Tempeln und in Gräbern der Pharaonen. Den reichen Ägyptern wurde sie als Wegzehrung auf der Reise ins Reich der Toten mitgegeben, und sie stand symbolisch für die Erneuerung des Lebens.

Damals schmückte man die Eingangstüren mit Aloe-Blättern und verschenkte die Pflanze zu Hochzeiten als Glückssymbol für Gesundheit und ein langes Leben. Selbst zu Geschäftseröffnungen wurden offenbar die Glückwünsche mit einem Aloe-Blatt überreicht.

In einem ägyptischen Arzneimittelbuch, dem Eber'schen Papyrus, der heute in der Universität Leipzig aufbewahrt wird, konnten bislang 12 Aloe-Rezepte entziffert werden.

Der Überlieferung nach benutzten bereits Nofretete und später auch Kleopatra Schönheitsmittel mit Aloe vera. Sie verwandten frisches Blattgel zusammen mit Eselsmilch als hautglättenden Badezusatz. Als besonders wirksam galt der Aloe-Saft in der Pflege des Haares, welchem er besonderen Glanz und Fülle verlieh.

Vor den Ägyptern erwähnten bereits die Sumerer auf Tontafeln die Aloe als Heilpflanze.

Glückssymbol und Handelsware der Mohammedaner

Die Mohammedaner sahen in der Aloe nicht nur eine heilsame Pflanze, sondern auch einen wertvollen Glücksbringer. Wer nach Mekka pilgerte, hängte während seiner Abwesenheit zum Zeichen der Verbundenheit mit dem Propheten Mohammed eine Pflanze an seine Tür und bat damit zugleich um den Schutz des Propheten für sich und seine Angehörigen. Man war, vielleicht der vielen Stacheln wegen, fest davon überzeugt, dass die Aloe böse Geister vertreibt. Dieser Brauch wird noch heute gelegentlich von Mekka-Pilgern praktiziert.

Es waren arabische Händler, die die Aloe zuerst nach Asien und Europa brachten. Arabische Quellen beschreiben, dass im 4. Jahrhundert v. Chr. Aristoteles Alexander den Großen dazu überredet habe, die Insel Sokotra zu erobern, da dort eine Wunderpflanze wachse, die unübertroffene Heilkraft besitze. Die Araber kannten zu der Zeit schon die vielfältige Wirkung der Aloe und hatten Methoden entwickelt, die Aloe zu verarbeiten und so für den Transport über weite Strecken zu präparieren, ohne dass sie unterwegs verdarb. Die Griechen übernahmen das Wissen um die Heilkraft der Aloe und verfeinerten die Rezepturen.

Aloe begeisterte Griechen und Römer

Der Arzt und Naturforscher Dioskurides (1. Jahrhundert n. Chr.) bereiste weite Teile des Orients und lernte dabei auch die heilsame Wirkung der Aloe vera kennen. Er brachte die Pflanze mit nach Griechenland und erstellte in seinen Arzneibüchern Aloe-Rezepte für über hundert Krankheitsbilder. Er empfahl die Aloe u. a. gegen Haarausfall, Magengeschwüre, Akne, Sonnenbrand, Juckreiz und Zahnfleischentzündungen.

Besondere Bedeutung im Sanskrit

In Indien wird die Behandlung einer Erkrankung in eine ganzheitliche Sicht des Menschen und seiner Umgebung eingebettet. Die Aloe trägt im Sanskrit den Namen »Ghrita-Kumari«, was so viel bedeutet wie Mädchen, im übertragenen Sinne aber auch mit jung und gesund übersetzt werden kann. In der indischen Ayurveda-Medizin verwendet man die Aloe vera als Verjüngungsmittel, gegen Menstruationsbeschwerden und zur Stabilisierung von Körper, Geist und Seele. Im Ayurveda zielt alles auf Harmonie, denn nur dann kann eine Heilung stattfinden.

Heilsame Eroberung der Kreuzritter

Die Kreuzritter lernten die heilsame Wirkung der Aloe während ihrer Kreuzzüge im Nahen Osten kennen und brachten die Pflanze mit nach Spanien, wo sie im milden Klima prächtig gedieh. Über eine Empfehlung des Patriarchen von Jerusalem an Alfred den Großen von England gelangten erste Aloe-Pflanzen im 10. Jahrhundert nach Britannien. Während des Mittelalters verbreitete sich die Verwendung von Aloe in ganz Europa, vor allem aber im Süden, in Spanien, Italien und Portugal, wo die Pflanzen heimisch wurde. Die berühmte Ärzteschule in Salerno nutzte Aloe vera in vielfältigster Weise und propagierte die Anwendung unter ihren Schülern.

Aloe eroberte schon vor Kolumbus Amerika

Als Kolumbus Amerika entdeckte, war die Heilpflanze dort bereits lange etabliert. Die Indianer heilten damit Verbrennungen, Nieren- und Blasenentzündungen und benutzten heimische Aloe-Arten auch zur Steigerung der Potenz. Kinder wurden mit Aloe-Gel eingestrichen, um sie vor Insektenstichen zu schützen. Den Majas auf der Halbinsel Yukatan und den Eingeborenen im heutigen Florida galt die Aloe vera als »Quell ewiger Jugend«.

Für die Verbreitung und systematische Kultivierung europäischer bzw. afrikanischer Aloe-Sorten in Südamerika und dann auch in Mexiko und Texas sorgten die Jesuitenpadres, die auf allen Expeditionen der Entdecker mitreisten. Im 18. Jahrhundert errichtete die britische Krone aufgrund der immens steigenden Nachfrage nach

Aloe-Produkten in ihrer Kolonie Barbados eine Produktionsstätte, in der Aloe-Saft eingedickt und so transportfähig gemacht wurde. Die Großproduktion von Aloe vera verbreitete sich über die ganze Karibik.

Heute findet man vor allem in Süd- und Mittelamerika große Aloe vera-Plantagen. Der große Aloe vera-Boom der Gegenwart setzte zuerst in den USA ein, bevor er dann zu uns nach Europa kam.

Lebenselixier des Paracelsus

Durch die vielen Berichte und Schriften der arabischen, griechischen und römischen Ärzte gelangte die Botschaft von der Heilpflanze Aloe auch nach Nordeuropa. Die rauen Wetterverhältnisse machten es aber unmöglich, die Aloe hier zu kultivieren. Daher gab es Aloe nur als eingedickten Saft oder als durch Trocknung gewonnenes Aloe-Pulver. Das Pulver war stark aloinhaltig und wurde darum nur medizinisch eingesetzt, beispielsweise bei Verstopfung.

Dieses denaturierte Aloe-Pulver wurde meist unter sehr unhygienischen Bedingungen bereits im Herkunftsland Afrika hergestellt und war daher oft stark verunreinigt. Trotzdem wurden hier zu Lande aus dem kristallisierten Pulver viele Geheimrezepte entwickelt. Der Arzt und Alchimist Paracelsus erkannte die vielfältige Wirkung der Aloe und entwickelte daraus unter Zusatz von Myrrhe und Safran ein Lebenselixier, das *Elixier proprietatis*.

Die berühmte Äbtissin Hildegard von Bingen, die einen guten Ruf als Heilerin besaß, benutzte die Aloe nicht nur als Abführmittel, sondern verabreichte Aloe-Umschläge gegen Fieber und starken Husten.

Um die Aloe vera für sich zu nutzen, hielten viele Nord- und Mitteleuropäer eine Aloe-Pflanze als Topfpflanze im Haus. Sie stellten sie in ihre Wintergärten oder in die Wohnung. Bei Brand- und Schnittwunden hatte man sogleich wirksame Hilfe aus der eigenen Hausapotheke.

Die medizinische Aloe wurde dann später durch moderne Medikamente verdrängt und geriet fast vollkommen in Vergessenheit.

Aloe wiederentdeckt für das 20. und 21. Jahrhundert

Während in den USA schon Anfang des 20. Jahrhunderts Studien betrieben wurden, die sich mit der heilenden Wirkung der Aloe vera befassten, war man in Westeuropa eher abgeneigt, sich mit Naturheilmitteln zu beschäftigen. Von den Ärzten häufig belächelt, blieb die Aloe hier lange Zeit unbeachtet.

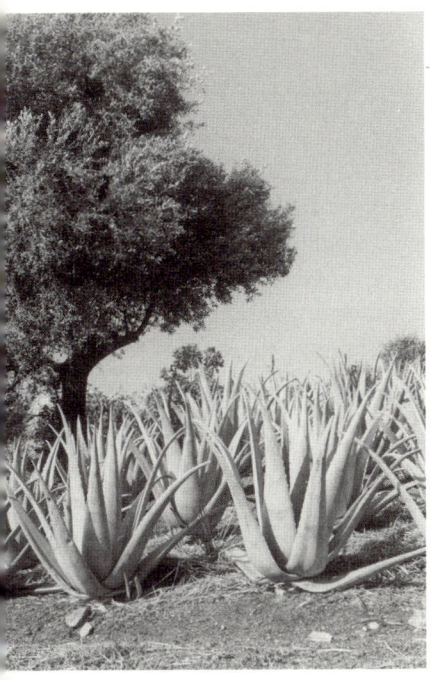

Führend in der Erforschung der Aloe-Pflanze war lange Zeit Russland. Richtungsweisend war der bekannte Augenarzt Professor Filatow. Er entwickelte in den 1940er Jahren das Verfahren der biogen stimulierten Aloe. Bei seinen zahlreichen Forschungen entdeckte er, dass sich Gewebeteile, die sich vom Wirtsorgan getrennt hatten, bei ungünstiger Lagerung (Kälte und Dunkelheit) biochemisch neu orientieren. Sie setzen ihre ganzen Kraftreserven ein, um zu überleben. Genau diese Reaktion beobachtete Prof. Filatow auch bei Versuchen mit Aloen. Auf die biogen stimulierte Aloe komme ich in einem späteren Kapitel zurück.

Erste Heilerfolge in der Schulmedizin verbuchte die Aloe vera in den 1930er Jahren in den USA. Dr. Collins und sein Sohn Creston behandelten Strahlenschäden sehr erfolgreich mit Aloe vera. Seitdem wurde die Erforschung der Aloe vera vorangetrieben. Inzwischen liegen über 1000 wissenschaftliche Studien vor, die von Erfolgen der Aloe vera-Behandlungen berichten.

Aloe vera ist in einem sehr breiten Behandlungsspektrum einsetzbar. Für einen offiziell anerkannten Wirkungsnachweis fehlt es allerdings noch an genügend Doppelblindstudien. Deshalb ist es erforderlich, in der Forschungsarbeit schnell voranzuschreiten, um der Aloe vera endlich den ihr zustehenden Platz in der Medizin einzuräumen.

Die Kosmetikindustrie hat schon seit vielen Jahren die wertvolle Wirkung der Aloe vera erkannt und verarbeitet sie erfolgreich in ihren Hautpflegeprodukten.

Aloe vera und ihre Botanik

Die Aloe vera gehört, wie die Zwiebel und der Knoblauch, zur Familie der Liliengewächse (Liliaceae), obwohl ihr Äußeres eher einer Kaktuspflanze gleicht. Häufig wird sie auch mit einer Agave verwechselt. Der Wissenschaft sind bislang ungefähr 350 bis 400 Aloe-Arten bekannt. Um die vielen Arten voneinander unterscheiden zu können, wurden sie mit einem entsprechenden Gattungsnamen versehen. Das kann zum einen die Bezeichnung der Herkunft sein, zum anderen gaben die jeweiligen Entdecker der Aloe-Pflanze ihren Namen.

Von all den vielen Aloe-Arten gilt eine als besonders wirksam. Es ist die *Aloe vera,* übersetzt »die wahre Aloe«, bekannt unter der botanischen Bezeichnung *Aloe vera barbadensis Miller.*

Weniger bekannt sind die Bezeichnungen *Aloe vera arborescens Miller* und *Aloe vera Linné.* Wenn Sie ein Aloe vera-Produkt erwerben und eine dieser 3 Bezeichnungen auf dem Etikett finden, können Sie sicher sein, dass Sie die echte Aloe vera in den Händen halten.

Die Aloe vera gehört ebenfalls in die Pflanzenfamilie der so genannten Sukkulenten, den wasserspeichernden Pflanzen, die lange Zeit in der Wüste überleben können. Die Aloe verträgt keinen starken Regen, was auch bedeutet, dass Sie die Aloe vera nicht zu stark gießen dürfen, sollten Sie diese als Hauspflanze besitzen.

Die unverwüstliche Aloe vera wird auch als Hundertjährige bezeichnet, weil sie so viel Kraft ausstrahlt. Vitalität wird immer gleichgesetzt mit Gesundheit, und so verwundert es nicht, dass viele Heiler auf die Aloe aufmerksam wurden und anfingen, ihre wohltuende Wirkung zu erproben.

Obwohl die Aloe vera mit ihrer Anpassungsfähigkeit eine echte Überlebenskünstlerin ist, verträgt sie eines auf keinen Fall: Kälte!

Eine Beeinträchtigung oder sogar Schädigung kann schon bei +5° C erfolgen.

VOM WILDWUCHS ZUM PLANTAGENPRODUKT

Bis vor einigen Jahren wurde die Aloe vorwiegend pharmazeutisch genutzt, und es wurde hauptsächlich die wild wachsende Aloe verwendet. Wild wachsende Aloen findet man in ihrer ursprünglichen Heimat Afrika, in Süd- und Mittelamerika, auf den Kanarischen Inseln und in den Ländern rund ums Mittelmeer, wo es trockene, heiße Sommer und milde Winter gibt.

Inzwischen ist aber ein wahrer Aloe vera-Boom ausgebrochen. Die Aloe vera wurde im Zuge einer bewussteren Ernährung und des damit verbundenen Umdenkungsprozesses als hilfreiches Nahrungsergänzungsmittel entdeckt und verarbeitet. Die Schönheitsindustrie verwendet die Aloe vera als feuchtigkeitsspendendes Mittel in ihren Pflegeprodukten. Der Bedarf an Aloe vera-Pflanzen ist daher so stark angestiegen, dass dieser aus dem Wildwuchs allein nicht mehr gedeckt werden kann. Die Aloe vera wird daher jetzt auch landwirtschaftlich-kommerziell angebaut.

In zahlreichen Ländern findet man riesige Aloe vera-Plantagen, so etwa in Australien, Mexiko und im Süden der USA. Auch in Europa, speziell in Spanien, wird Aloe vera im größeren Rahmen kultiviert. Viele Spanien-Urlauber bringen sich heute ihr frisches Aloe vera-Blatt oder Gel aus dem Urlaub mit nach Hause, nicht zuletzt, um die Spuren ihres übertriebenen Sonnenhungers zu beseitigen. Aloe vera ist nämlich ein hervorragendes Mittel gegen Sonnenbrand.

Auf den Farmen stehen die Aloe vera-Pflanzen millionenfach in dichten Reihen nebeneinander. Geerntet wird 2- bis 4-mal im Jahr. Dabei wird nicht die ganze Pflanze geerntet, sondern immer nur die äußeren ausgereiften Blätter.

Die Ernte

Die großen Lieferanten und Hersteller von Aloe vera-Produkten verfügen inzwischen häufig über eigene Aloe vera-Farmen und haben selbst Verfahren zur Ernte und Herstellung entwickelt. Allgemein sind die Gewinnungs- und Verarbeitungsmethoden heute so hoch entwickelt, dass Reinheit und gute Qualität garantiert werden können. Geerntet wird die Aloe vera von Hand, indem die reifen Blätter vom unteren Teil der Pflanze abgetrennt werden. Danach werden die Blätter meist maschinell geschält, um den bitteren aloinhaltigen Teil der Pflanze zu entfernen.

Das Aloe Vera-Frischblatt

Frisch geerntete Aloe vera-Blätter werden zum Verschließen der Schnittfläche in der Sonne ausgelegt. Durch die UV-Strahlen schließen sich die Blätter wesentlich schneller. Bei kühler sachgemäßer Lagerung halten sich die Blätter ungefähr 2 Monate ohne großen Gewichtsverlust.

Die frischen Blattgelstücke haben sich besonders dort bewährt, wo rasche Hilfe erforderlich ist, zum Beispiel bei Verbrennungen, Insektenstichen, Schnittwunden usw. – Übrigens, mit den Stacheln an ihren Blättern wehrt die Aloe Insekten und Schädlinge ab.

WAS MACHT DIE ALOE VERA SO WERTVOLL?

Die Inhaltsstoffe

Mit den neuesten Analysemethoden wurden bislang über 200 Inhaltsstoffe identifiziert. Die Wissenschaft bemüht sich intensiv, weitere Wirkstoffe, die bislang noch nicht nachgewiesen werden konnten, zu entdecken. Die Aloe vera besitzt eine solche Vielfalt an

Stoffen, dass sie unter den Heilpflanzen eine vorrangige Stellung einnimmt. Die hohe Wirksamkeit der Aloe vera besteht wahrscheinlich aus dem Zusammenspiel der vielen Bestandteile und beruht nicht so sehr auf einem einzigen Wirkstoff.

Zu diesen zahlreichen Wirkstoffsubstanzen gehören:
- Monopoly- und Mucopolysaccharide
- Anthrachinone
- Aloin
- Emodin
- Enzyme: Cellulase, Katalase, Oxydase
- Aminosäuren
- Mineralstoffe: Aluminium, Chrom, Eisen, Calcium, Kupfer, Germanium, Magnesium, Mangan, Phosphor, Zink
- Vitamine: Vitamin A, Vitamin C, Vitamin B1, B2, B6, B12, Biotin, Pantothensäure, Folsäure
- Organische Säuren: Glutaminsäure, Apfelsäure, Zitronensäure, Salizylsäure
- Bioaktive Substanzen: Saponine, Lignine, ätherische Öle, 4 essenzielle Fettsäuren

Die wichtigsten Biosubstanzen

Acemannan/Aloverose

Der Hauptinhaltsstoff der Aloe vera ist Acemannan. Bis zur Pubertät wird diese Substanz in unserem Körper gebildet. Danach muss Acemannan mit der Nahrung, zum Beispiel durch Aloe vera-Saft, zugeführt werden.

Das Acemannan gehört zur Gruppe der Mucopolysaccharide. Das sind langkettige Zuckerverbindungen, die für die immunstärkende und zellregenerierende Wirkung der Aloe vera verantwortlich sind.

Laboruntersuchungen haben ergeben, dass die Einlagerung des Acemannan in die Zellmembranen eine umfassende immunstimulierende Wirkung herbeiführt. Dadurch werden die Makrophagen, die Antikörper und T-Killer-Zellen in unserem Körper, aktiviert, sodass krank machende Viren, Bakterien und Parasiten rasch verdrängt werden können.

Acemannan fördert Entgiftungsprozesse im Körper, besonders wenn chemische Gifte, wie sie bei der Krebstherapie verwendet werden, das Immunsystem sehr stark schwächen. Es ist außerdem ein sehr wichtiger Baustein für Haut, Knochen, Gelenke, Knorpel, Sehnen und Gefäße. Besonders im Alter fehlt uns oft die nötige Gelenkschmiere, um unsere Glieder beweglich zu halten. Acemannan regt die Produktion von Gelenkschmiere an.

Leider kommt das Acemannan nur in wenigen Nahrungsmitteln vor. Es ist im Aloe vera-Gel enthalten, in Ginsengwurzeln und in Shiitakepilzen, die in letzter Zeit auch bei uns auf dem Markt sind.

Acemannan wurde erst in den 1950er Jahren von den Forschern Dr. Farkas und Dr. Mayer entdeckt. Die Benennung der Wirkstoffsubstanz in Acemannan erfolgte in den USA. Der Pharmakonzern Carrington Laboratories isolierte den Wirkstoff erstmals 1984.

Anthrachinone

Das sind Substanzen, die die Darmperistaltik anregen und somit eine verdauungsfördernde Wirkung ausüben.

Bitterstoffe

Es sind die Bitterstoffe, die dem Aloe vera-Saft den meistens als sehr unangenehm empfundenen Geschmack verleihen. Der intensivste Bitterstoff ist das Aloin. Aloin wirkt sehr stark abführend und darf in Aloe vera-Produkten zur Nahrungsergänzung nicht enthalten sein. Daher wird das Aloin bei der Herstellung extrahiert. Lediglich bei medizinischen Indikationen wird es eingesetzt, wobei dazu ausschließlich das Aloin der *Aloe capensis* verwendet wird.

Aminosäuren

Aminosäuren sind die Grundbausteine der Proteine. Sie bestehen aus nicht-essenziellen und essenziellen Aminosäuren. Von den 8 essenziellen Säuren sind 7 im Aloe vera-Saft enthalten.

Lysin

ist der Grundbaustoff für Antikörper im Blut, kräftigt den Kreislauf und regt das Zellwachstum an. Lysinmangel führt zu Müdigkeit, Konzentrationsschwäche, Wachstumshemmung, Anämie und Haarausfall.

Isoleucin

ist zur Aufrechterhaltung des Stickstoffgleichgewichts im Körper notwendig.

Phenylalanin

wird von der Schilddrüse zur Bildung von Thyroxin benötigt.

Asparginsäure

unterstützt die Umwandlung von Kohlehydraten in Zellenergie.

Glutaminsäure

ist gemeinsam mit Glukose einer der Hauptnährstoffe der Gehirnzellen.

Glycin

fördert den Energie- und Sauerstoffhaushalt in den Zellen.

Tyrosin

verlangsamt die Zellalterung und schützt vor Sonnenbrand.

Enzyme

Aloe vera enthält 15 wichtige Enzyme. Diese erfüllen gemeinsam mit anderen Stoffen wichtige Aufgaben zur Gesunderhaltung des Körpers. Besonders wichtig sind sie zur Verdauung unserer Nahrung.

Fettsäuren

Sie sind mitverantwortlich für die entzündungshemmende Wirkung von Aloe vera.

Diese Wirkung kann man immer wieder besonders bei Sonnenbrand und kleinen Schnittverletzungen beobachten. Außerdem üben sie einen günstigen Einfluss auf die Blutfettwerte aus. Deshalb ist Aloe vera bei Menschen mit Herzerkrankungen besonders empfehlenswert.

Vitamine

Vitamine werden in wasser- und fettlösliche Vitamine unterteilt. Die Wichtigkeit der Vitamine für unsere Gesundheit ist unbestritten. Auch wenn wir nur geringe Mengen benötigen, haben Mangelerscheinungen schwerwiegende Folgen.

Aloe vera-Saft beinhaltet vorwiegend die Vitamine der B-Gruppe. Diese sind wasserlöslich. Die Vitamine aus dem B-Komplex wirken wachstumsfördernd, blutstillend und ausgleichend auf Nerven und Kreislauf. Ausreichende Vitamin B 12-Zufuhr, zum Beispiel über Aloe vera-Saft, ist besonders wichtig für Vegetarier, denn B 12 kommt fast ausschließlich in tierischen Produkten vor. Das Vitamin C im Aloe vera-Saft stärkt die Abwehrkräfte und beugt Infektionskrankheiten vor.

Spurenelemente

Der Körper benötigt diese Wirkstoffe, wie der Name schon verrät, nur in Spuren. Trotzdem übernehmen sie wichtige Aufgaben für unsere Gesundheit. Sie wirken entzündlichen Prozessen entgegen und fördern die Wundheilung.

Salizylsäure

Wir kennen sie aus der Medizin. Aspirin enthält diesen Wirkstoff. Salizylsäure hat fiebersenkende und schmerzstillende Eigenschaften.

Polypeptide

Im Aloe vera-Saft konnten 23 davon nachgewiesen werden. Sie stärken die Abwehrkräfte des Organismus.

Mineralstoffe

So lebenswichtig die beschriebenen Vitamine für uns sind, ohne Mithilfe von Mineralstoffen können sie nur wenig für den Körper tun. Nur im Zusammenspiel kann eine optimale Wirkung erreicht werden. Da Mineralstoffe vom Körper nicht selbst hergestellt werden können, müssen sie täglich neu mit der Nahrung zugeführt werden.

Magnesium

ist ein wichtiges Anti–Stress–Mittel. Es stärkt das Immunsystem und kräftigt den Herzmuskel. Magnesium ist ebenfalls am Aufbau von Zähnen und Knochen beteiligt. Es wirkt säurebindend und trägt zur Entgiftung des Organismus bei. Mangelerscheinungen führen zu Muskel- und Nervenschwäche.

Phosphor

wird vom Körper nur in geringen Dosen benötigt. In Verbindung mit Calcium entsteht Phosphat und ist in dieser Form ein Aufbaustoff für Knochen und Zähne. Phosphor ist ein wichtiges Element für unseren Energiestoffwechsel.

Mangan

aktiviert zusammen mit anderen Mineralien die Enzymsysteme. Es wirkt stabilisierend auf den Blutzuckerhaushalt des Körpers und unterstützt die Verwertung von Vitamin E und B1.

Eisen

Der größte Anteil des Eisens, das wir mit der Nahrung aufnehmen, befindet sich im Blutfarbstoff, dem Hämoglobin. Hämoglobin ist für den Sauerstofftransport im Organismus verantwortlich. Bei Eisenmangel kommt es zu Blutarmut (Anämie) mit den Folgen Müdigkeit, Herzbeschwerden, Kopfschmerzen und Störung des Abwehrsystems. Durch die Unterversorgung von Gehirn, Muskeln und Organen mit Sauerstoff kann es zur Schwächung des gesamten Organismus kommen.

Zink

Ohne Zink gäbe es keine Wundheilung. Menschen mit Neurodermitis oder Schuppenflechte leiden oft extrem unter Zinkmangel. Haarausfall, verhornte, runzelige Haut, trockene Augen sowie Wachstumsstörungen beruhen auf einem Mangel an Zink. Zink ist Bestandteil vieler Enzyme.

Kupfer

Dieses Mineral ist sehr vielseitig. Kupfer ist ein Bestandteil vieler Enzyme. Es trägt zur Sauerstoffverteilung im Organismus bei, stärkt das Immunsystem und ist an der Bildung roter Blutkörperchen beteiligt. Kupfer sorgt für gesunde Gefäße, gesundes Haar und ein straffes, gesundes Hautbild. Kupfer ist der Gegenspieler von Zink.

Calcium

ist maßgeblich am Aufbau von Knochen und Zähnen beteiligt. Etwa 90 % des benötigten Calciums werden dort eingelagert. Die restlichen 10 % sorgen für die Blutgerinnung und stärken die Funktion von Muskeln und Nerven.

Calciummangel führt zu Nervenschwäche, Erregbarkeit und Muskelschwäche. Das Knochengerüst wird weich und brüchig, wenn der Körper permanent unter Calciummangel zu leiden hat.

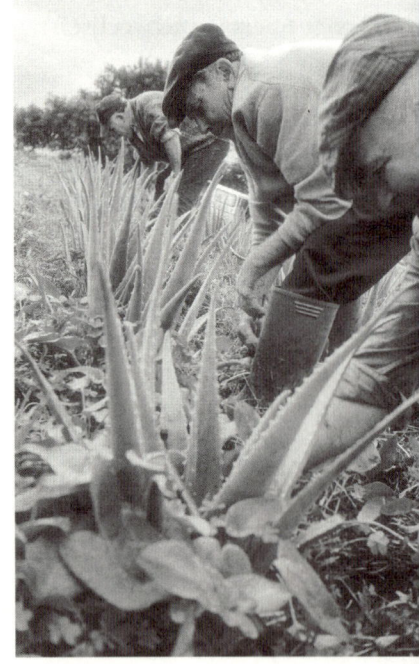

Chrom

spielt beim Glukosetransport (Traubenzucker) durch die Zellmembran eine Rolle. Chrom bildet den Glukose-Toleranz-Faktor, ohne den das Insulin unwirksam ist. Es wird vermutet, dass Chrom den Cholesterinspiegel mitsteuert und Chrommangel im Zusammenhang mit Fettsucht steht. Chrom ist an der Gesunderhaltung unserer Blutgefäße beteiligt. Kinder benötigen Chrom für ihr Wachstum.

Mangelerscheinungen treten auf bei Gefäßerkrankungen, Altersdiabetes sowie der Unverträglichkeit von zuckerhaltigen Speisen. Sie führen zur Trübung der Hornhaut und der Linse.

BESTE QUALITÄT IST OBERSTES GEBOT

Nach dem europäischen Arzneimittelbuch sind bei uns nur 2 Aloe vera-Arten für den Handel zulässig. Dabei handelt es sich um *Aloe vera barbadensis Miller* und die medizinische *Aloe capensis*.

Einige Hersteller unterziehen sich freiwillig einer Qualitätskontrolle, aber leider gibt es auch immer wieder schwarze Schafe, die mehr am Gewinn als an der Qualität ihres Produktes interessiert sind.

In den USA wurde 1981 ein Qualitätssiegel für Aloe vera-Produkte geschaffen. Zunächst bekannt unter dem Namen »International Aloe Science Council« ist es heute als internationales Prüfsiegel auf den Aloe-Produkten der Hersteller zu finden, die sich unter der Bezeichnung »IASC« zusammengeschlossen haben.

Dieses Prüfsiegel garantiert einen gewissen Standard der Aloe vera-Produkte, sagt aber nichts darüber aus, ob das Produkt aus biologischem Anbau stammt oder nicht.

Wenn Sie ein Aloe vera-Produkt kaufen, sollten Sie sich darüber im Klaren sein, dass gute Qualität ihren Preis hat, gleichgültig, ob aus Öko-Anbau oder nicht. Biologisch angebaute Aloe vera-Pflanzen und die daraus gewonnenen Produkte sind in der Regel reichhaltiger an Wirkstoffen als konventionell angebaute Pflanzen.

Konventionell angebaute Aloe vera-Pflanzen werden mit anorganischen Mitteln gedüngt. Das hat zur Folge, dass sich verstärkt Wasser in der Pflanze einlagert. Oberflächlich betrachtet vermitteln diese Pflanzen einen üppigen und gesunden Eindruck. Betrachtet man die Pflanze aber unter dem Mikroskop, stellt man lediglich eine Zellvergrößerung durch Wassereinlagerung fest, nicht jedoch eine Vermehrung der Vitalstoffe. Die Wirksamkeit ist entsprechend geringer.

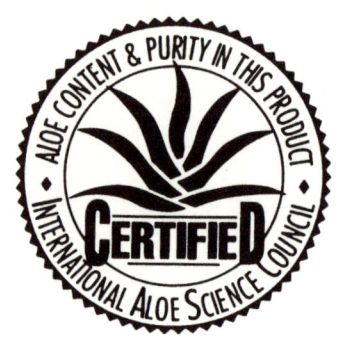

Das IASC-Prüfsiegel ist meistens auf Produkten amerikanischer Herkunft zu finden. Es garantiert die Reinheit des Produktes und einen Mindestanteil an Aloe vera, der nicht unterschritten werden darf. Eine Aussage über die Anbaumethode (konventionell oder biologisch) der Pflanze trifft dieses Siegel nicht.

Biologisch angebaute Aloe vera braucht viel Handarbeit und Pflege, bis die Pflanze erntereif ist. Produkte daraus sind daher zwar meist teurer, dafür aber aufgrund der höheren Wirkstoffanteile auch viel sparsamer im Verbrauch. Auch hier gilt: Gute Qualität zahlt sich letztlich aus!

NEUES ANALYSEVERFAHREN TRENNT DIE SPREU VOM WEIZEN

Kurz vor Fertigstellung dieses Buches erfuhr ich, dass es seit kurzem ein neues Analyseverfahren gibt, welches in der Lage ist, exakte Messdaten über den Hauptwirk- und Inhaltsstoff Acemannan in der Aloe vera zu liefern. Es hat sich dabei gezeigt, dass der Acemannan-Anteil in den Aloe vera-Produkten der einzelnen Firmen sehr unterschiedlich ist.

Der geringste Wirkstoffanteil lag bei circa 200 mg pro Liter, und der höchste Wirkstoffanteil bewegte sich um 1000 mg pro Liter Aloe vera-Saft. Dieses Ergebnis macht doch sehr betroffen, denn der Verbraucher konnte bisher keine genaue Information über den aktiven

Wirkstoffanteil des gekauften Produktes bekommen. So hat er möglicherweise seit langem ein Produkt zu sich genommen, das ihm nicht die erhoffte Wirkung gebracht hat.

Durch das neu entwickelte spezielle Analyseverfahren kann ab sofort die Spreu vom Weizen getrennt werden, und der Endverbraucher ist nun aufgerufen, die Firmen nach dem Wirkstoffanteil in ihren Aloe vera-Produkten zu fragen.

Jeder Hersteller, der nichts zu verbergen hat, wird die relativ geringen Kosten der Analyse nicht scheuen und offen darlegen, wie hoch der aktive Wirkstoffanteil in seinem Produkt ist.

Acemannan wird allgemein als Hauptinhaltsstoff der Aloe vera bezeichnet, und auch ich verwende ihn in diesem Buch, damit die Verständigungsebene erhalten bleibt. Eigentlich ist die korrekte Bezeichnung für Acemannan »acethylierte Polymanose«. Um diesen schwierigen Namen zu vermeiden, hat man den allgemeinen Hauptinhaltsstoff Aloverose genannt, denn Acemannan ist ein geschützter Name der Firma Carrington Laboratories in den USA. Je höher der Aloveroseanteil im Aloe vera-Produkt, desto höher ist auch der Anteil der übrigen Wirkstoffe.

Das Analyseverfahren

Die Magnetische Resonanzspektroskopie (NVR) ist ein physikalisches Spezialverfahren, das es ermöglicht, den Aloverosegehalt exakt zu messen. Bekannt ist dieses Verfahren aus der Kernspintomographie. Für die Entwicklung dieser Technik haben Wissenschaftler bereits den Nobelpreis erhalten. Dieses Verfahren übersetzt den Gehalt an Wirkstoffen in optische Messsignale und ermöglicht so eine genaue Bewertung des Wirkstoffgehalts und der Vitalstoffdichte des Aloe vera-Produkts.

Die erste Firma, die ab sofort das Prüfsiegel dieser Analyse auf ihren Aloe vera-Produkten trägt, ist Santaverde. Für die zur Verfügung gestellten Analysewerte und Grafiken danke ich Sabine Schür von Santaverde, einer wunderbaren Frau, die sich kompromisslos für Qualität zum Wohle ihrer Kunden einsetzt.

Qualitätssiegel

So vielfältig inzwischen das Angebot an Aloe vera-Produkten ist, so viele verschiedene Prüfsiegel gibt es auch. Da die Produkte aus unterschiedlichen Ländern kommen, gelten für jedes Land andere Maßstäbe. Als Laie verliert man schnell den Überblick im Dschungel der vielen Prüfplaketten. In erster Linie kommt es aber auf das Vertrauen an, welches Sie zu Ihrem Aloe-Händler haben.

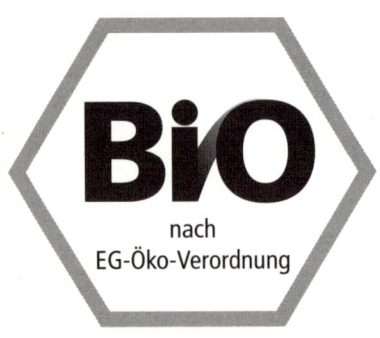 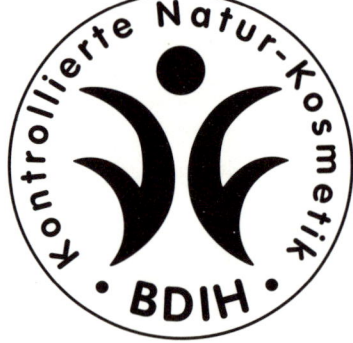

Das Bio-Siegel nach der EU-Öko-Verordnung. Bei so gekennzeichneten Aloe vera-Produkten können Sie sicher sein, dass die Basisstoffe aus ökologischem Anbau stammen.

Das Prüfsiegel der BDIH garantiert hohe Aloe vera-Qualität bei kosmetischen Produkten. Bei damit gekennzeichneten Produkten können Sie absolut sicher sein, dass ein Mindestanteil von 30 % Aloe, oft mehr, im Kosmetikum enthalten ist.

ALOE VERA –
SCHNELLE HILFE AUS DEM BLUMENTOPF

Die Ökowelle setzte vor einigen Jahren ein neues Ernährungsbe-
wusstsein in Gang. Seitdem gehen viele Menschen dazu über, ihre
Kräuter selbst zu züchten und zu verarbeiten. Das kommt inzwischen
auch der Aloe vera zugute.

In Polen findet man in fast jedem Haushalt eine Aloe vera-Pflanze. Sie wird nicht nur zur Zierde gehalten, sondern kommt auch als
schnelle Hilfe aus dem Blumentopf zum Einsatz.

Wenn Sie auch daran interessiert sind, eine Aloe vera bei sich zu
Hause zu haben, sollten Sie einige Regeln beachten, damit Sie viel
Nutzen aus der Pflanze ziehen können.

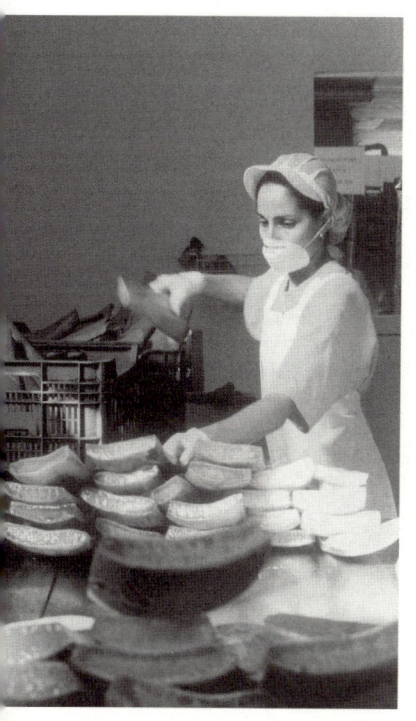

Wo bekommen Sie eine Aloe vera-Pflanze?

Vielleicht hat jemand aus Ihrem Be-
kanntenkreis bereits eine Aloe vera,
und Sie können einen Ableger davon
bekommen. Ansonsten können Sie in
gut sortierten Blumen- und Pflanzen-
gärtnereien eine Aloe vera erwerben.
Sie sollten allerdings unbedingt darauf achten, dass es sich um eine *Aloe
vera barbadensis Miller* oder eine
Aloe Linné handelt. Oftmals werden
nicht so wertvolle Aloe-Arten angeboten und behauptet, es handele sich
um die echte Aloe vera.

Eine echte Aloe vera-Pflanze hat
ihren Preis. Für eine ziemlich große
Aloe vera müssen Sie ungefähr
80–100 € investieren. Dafür kön-

nen Sie sie aber auch sofort nutzen. Kleinere Pflanzen brauchen bis zur ersten Ernte mindestens 3 bis 4 Jahre Zeit, damit die Außenblätter ausreifen und überhaupt genügend Gel zur Verarbeitung enthalten.

Welchen Platz bevorzugt die Aloe vera?

Damit Sie sich lange an Ihrer Aloe vera-Pflanze erfreuen können, sollten Sie ihr von Anfang an die richtige und beste Pflege angedeihen lassen. Obwohl die Aloe vera viel Licht braucht, sollten Sie sie nicht der prallen Sonne aussetzen. Im Sommer kann man die Aloe vera in einem Blumenkübel auf den Balkon oder die Terrasse stellen.

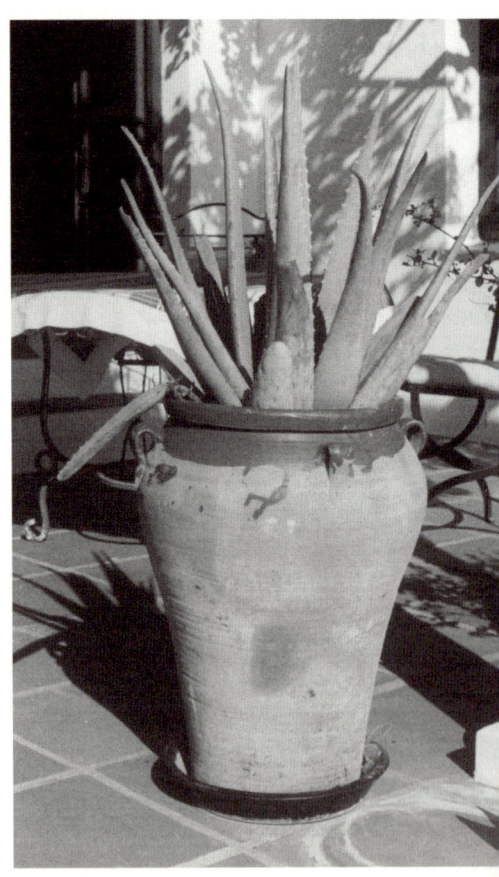

In den kalten Jahreszeiten sollten Sie die Aloe vera ins Haus oder zumindest in den Wintergarten stellen. Achten Sie aber darauf, dass die Raumtemperatur nicht unter +10° C sinkt.

Die Pflege der Aloe vera

Die Aloe vera bevorzugt als Pflanzsubstrat eine luftdurchlässige Mischung aus Torf, Ton und Sand. In den Sommermonaten geben Sie der Aloe vera einen schwachen Bio- oder Kakteendünger.

1-mal wöchentlich können Sie die Pflanze gießen. In den Wintermonaten reicht es aus, wenn Sie 1-mal im Monat gießen. Achten Sie unbedingt darauf, dass die Aloe vera nicht im Wasser steht (Staunässe) und überschüssiges Wasser abfließen kann. Wenn es im Sommer mal sehr heiß sein sollte, besprühen Sie die Pflanze zusätzlich mit lauwarmem Wasser. Dadurch bleiben die Blätter saftig grün.

Im Frühjahr sollten Sie prüfen, ob die Aloe vera noch genug Platz in ihrem Pflanzkübel hat. Sie können jetzt umtopfen. Gleichzeitig sollten Sie dabei nachsehen, ob die Wurzeln gesund sind, denn gerade an den wasserspeichernden Pflanzen finden sich oft Fadenwürmer. Beim Umtopfen können Sie auch Ableger nehmen. Setzen Sie diese gleich in einen neuen Topf, und wenn sie etwas größer sind, haben Sie ein gesundes Mitbringsel, wenn Sie einmal eingeladen sind.

Kleine Schädlingskunde

Um Ihre Aloe vera gesund zu erhalten, achten Sie auf mögliches Ungeziefer, das sich an Ihrer Aloe vera laben könnte.

Normalerweise ist die Aloe vera mit ihren stacheligen Blättern bestens gewappnet gegen Ungeziefer, und viele Schädlinge mögen den Geruch des bitteren Saftes der Pflanze nicht und meiden sie deshalb.

Dass es dennoch zu Schädlingsbefall kommen kann, liegt an unserem feuchten und kühlen Klima.

Fadenwürmer

Sie befallen die Wurzeln und lassen die Aloe vera von unten her absterben. Eine Sanierung ist meistens aussichtslos. Die gesunden Blätter können Sie abschneiden und verwenden. Alles andere sollten Sie vernichten, auch den Topf mitsamt der Erde.

Wollläuse

Sie sehen aus wie Asseln und halten sich meist in den Blattachseln auf, denn sie lieben es trocken. Sie treten vor allem im Winter auf. Die Eiablagen wirken wie kleine Wattegewebe. Gehen Sie folgendermaßen vor: Bestreichen Sie alle sichtbaren Tierchen mit Brennspiritus, am einfachsten gelingt das mit einem Wattestäbchen.

Schildläuse

Deren klebrige Ausscheidungen finden wir an vielen Pflanzen. Die Läuse sind mikroskopisch klein, man muss sehr genau hinschauen, um die 1–2 Millimeter großen bräunlichen Pünktchen zu erkennen, unter denen sich die Läuse verbergen.

Kratzen Sie diese braunen Pünktchen mit einer alten Zahnbürste und Seifenlauge ab.

Spinnmilben

Diese winzigen Spinnentiere sind leider sehr hartnäckig und nur mit der chemischen Keule zu beseitigen. Gerade das aber würde die Aloe vera für die gesundheitliche Nutzung unbrauchbar machen. Die netzartigen Gebilde hinterlassen beim Saugen schwarze Pünktchen. So können Sie die befallenen Stellen erkennen, und am besten ist es, wenn Sie die befallenen Teile sofort abschneiden. Die Spinnmilben lieben es warm und trocken, und es ist ratsam, die Pflanze mit warmen Wasser zu besprühen. Wenn Sie Glück haben, werden die Viecher dadurch vertrieben.

So nutzen Sie Ihre
Aloe vera-Pflanze

Erste Hilfe durch Aloe vera erhalten Sie, wenn Sie bei Bedarf, zum Beispiel einer alltäglich vorkommenden Blessur bei der Hausarbeit, ein Stück vom Blatt abschneiden, es der Länge nach aufritzen und das offene Blatt auf die verletzte Stelle auflegen. Sie können aber auch das Blattgel heraustropfen lassen und es auf die entsprechende Partie auftragen.

Außerdem können Sie die Pflanze auch verarbeiten. Hier gibt es mehrere Möglichkeiten. Dazu ein paar Grundregeln:

Zur Verarbeitung der einzelnen Aloe vera-Teile sollte die Pflanze mindestens 3 bis 4 Jahre alt sein. Je dicker das Blatt, umso wertvoller ist das Gel.

Übrigens, gehen Sie liebevoll mit der Pflanze um, aber sorgen Sie sich nicht beim Abschneiden des Blattes. Die Schnittstelle verschließt sich sehr rasch, und die Pflanze nimmt keinen Schaden. Sie können auch per Versand Aloe vera-Blätter bekommen (siehe unter Bezugsquellen).

Das Gel aus dem frischen Blatt

Trennen Sie zunächst behutsam ein Blatt von Ihrer Aloe vera. Benutzen Sie ein scharfes Messer und schneiden Sie möglichst tief am Blattansatz. Sie werden beobachten, dass sich die Schnittstelle sowohl bei der Pflanze als auch beim Blatt schnell verschließt, sodass kein Gel verloren geht.

Vom frisch geschnittenen Blatt nehmen Sie sich so viel, wie Sie gerade benötigen, den Rest des Blattes bewahren Sie am besten im Kühlschrank auf. Dort hält es sich ungefähr 6–8 Wochen. Da die Schnittfläche sich, wie bereits erwähnt, immer wieder verschließt, kann das restliche Gel nicht verderben.

Die Gelgewinnung

Schneiden Sie zunächst von Ihrem Blattstück die dornigen Ränder ab und lassen Sie den Saft vorsichtig abfließen. Den konzentrierten Saft sollten Sie pur nicht verwenden, da er reizauslösend sein kann. Nachdem der Saft vollständig herausgetropft ist, halbieren Sie das Blattstück der Länge nach und kratzen mit einem Löffel behutsam das durchsichtige Gel heraus. Sie können das Blatt aber auch filetieren, indem Sie den linken und den rechten Rand abschneiden und dann mit einem scharfen Messer das Gel als Filet herauslösen. Vernichten Sie das abgeschabte Blatt nicht sofort. Sie können es sich als feuchtigkeitsspendende Maske auf die Haut auflegen. Nach 10 Minuten spülen Sie die Haut ab und tragen eine Creme auf.

Beachten Sie, dass auch das frische Blattgel noch Aloin enthalten kann. Trinken Sie das Gel nicht, wenn Sie eine abführende Wirkung vermeiden möchten. Da Aloin schleimhautreizend ist, verwenden Sie

35

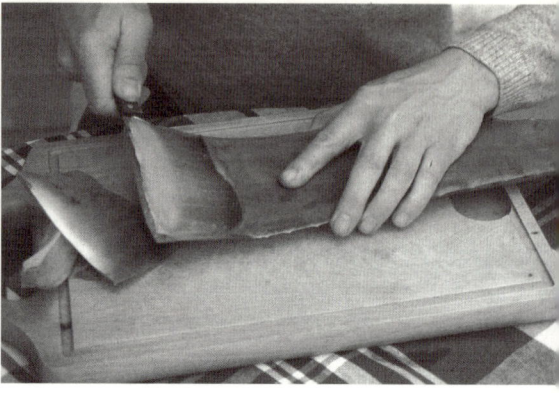

das Gel auch nicht pur auf den Augen.

Ein Wort zur Verträglichkeit

Aloe vera-Produkte werden normalerweise sehr gut vertragen. Dennoch gibt es Menschen, die auf viele Dinge empfindlich reagieren. Dazu gehören oft auch Naturprodukte. Es herrscht die allgemeine Auffassung, dass Naturmittel grundsätzlich gut verträglich und sanft sind. Dies ist ein Irrtum! Naturmittel enthalten oft starke Wirkstoffe, die natürlich auch eine allergische Reaktion auslösen können. Grundsätzlich gilt: Man kann auf alles allergisch reagieren, egal um welchen Stoff es sich dabei handelt.

Falls Sie zu den empfindlich reagierenden Personen gehören, sollten Sie vor der Anwendung der Aloe vera-Produkte einen Verträglichkeitstest machen. Tragen Sie dazu etwas frisches Aloe vera-Gel auf die Armbeuge auf und warten Sie eine Stunde, ob Ihre Haut eine allergische Reaktion zeigt.

WELCHE VERWENDUNGS- MÖGLICHKEITEN GIBT ES?

Aloe vera kann angewendet werden bei
– Verbrennungen und Sonnenbrand
– Insektenstichen
– Schürf- und Schnittwunden
– Hautproblemen
– gesundheitlichen Beschwerden
– zur Gesichts- und Körperpflege

- als Nahrungsergänzung
- als Begleitbehandlung bei schulmedizinischen Therapien

Äußerliche Anwendung

Äußerlich wird Aloe vera zum Zwecke der Haut- und Schönheitspflege oder zur Versorgung verletzter Hautpartien aufgetragen. Dazu wird das pure Gel verwendet. Bei Brand- und Schürfwunden sowie Ekzemen tragen Sie das frische Blattgel dick auf die betroffenen Stellen auf und decken Sie einen Schutz darüber. Nach circa einer Stunde können Sie die Anwendung wiederholen, bis der gewünschte Erfolg eintritt.

Reinigen Sie offene Wunden und Abschürfungen unbedingt, bevor Sie das Aloe vera-Gel auftragen. Das Gel dringt sehr tief in die Gewebeschichten ein und trägt eventuell vorhandene Bakterien und Schmutz in die tieferen Hautschichten. Das führt leicht zu Entzündungen und verschlimmert die Beschwerden, statt sie zu bessern!

Wenn Sie das Gel auf Ekzeme oder juckende Hautstellen auftragen, kann es sein, dass die Haut dort sehr trocken wird. Das beeinträchtigt den Heilungseffekt zwar nicht, aber es spannt unangenehm. Wenn Sie anschließend etwas Gel mit ein paar Tröpfchen Aloe vera-Öl oder einem anderen guten Pflanzenöl mischen, bleibt die Haut geschmeidig.

Innerliche Anwendung

Das frisch gewonnene Blattgel eignet sich auch zur Nahrungsergänzung. Sie können die Gelstückchen mit einem Pürierstab zerkleinern und dann mit Saft vermischen oder in eine Salatsoße einrühren. Es wird empfohlen, das pure Saftgel vor den Mahlzeiten zu trinken, da es so die größte Wirksamkeit entfaltet. Das ist jedoch leichter gesagt als getan, denn der Geschmack des Aloe vera-Saftes gehört nicht gerade zu den Gaumenfreuden, auf die man den ganzen Tag wartet. Er ist unglaublich herb und bitter.

Ich helfe mir immer mit dem Gedanken, dass ich sehr viel für meine Gesundheit tue, wenn ich den Saft trinke, und halte beim Schlucken den Atem an. So gelingt es mir ganz gut. Allerdings sollte es auch keine Qual bedeuten. Dann ist es wirklich besser, wenn Sie den Aloe-Saft mit etwas Fruchtsaft zu sich nehmen.

Dosierung

Um die tägliche Nahrung aufzuwerten, trinken Sie circa 20–30 ml Aloe vera-Frischgelsaft. Bei besonderen Beschwerden erhöhen Sie die Dosis. Schauen Sie auch unter den in diesem Buch beschriebenen Krankheitsbildern nach.

Manche Menschen vertragen den Saft auf nüchternen Magen nicht. Falls Sie zu diesem Kreis gehören, nehmen Sie den Saft während oder nach der Mahlzeit zu sich.

Wenn Sie einmal zu viel gegessen haben und sich danach ein unangenehmes Völlegefühl einstellt, trinken Sie sofort nach dem Essen 20 ml Aloe vera-Saft. Sie spüren schon nach kurzer Zeit eine Erleichterung, denn die Aloe vera ist eine natürliche Verdauungshilfe. Das sollte aber kein Freifahrtschein sein für ständiges, unmäßiges Essen.

WELCHE ALOE VERA-PRODUKTE GIBT ES IM HANDEL?

Vor einigen Jahren lernte ich Aloe vera als Heilpflanze zur innerlichen Anwendung kennen. Damals war es gar nicht so einfach, hier in Deutschland an Aloe vera-Produkte zu gelangen. Meistens mussten sie erst bestellt werden. Damals galt man noch als Exot, wenn man über die wunderbare Wirkung des Aloe vera-Saftes berichtete. Glücklicherweise hat sich das bis heute grundlegend geändert. Es gibt bei uns eine Vielzahl an Aloe vera-Produkten in hoher Qualität. Man ist auch nicht mehr nur auf die Produkte aus der Apotheke angewiesen, sondern bekommt ein breites Aloe vera-Angebot auch im Reformhaus.

Viele Hersteller bieten Aloe vera-Produkte aus biologischem Anbau an und verfügen über ein Qualitätssiegel. Das ist für den Verbraucher wichtig und garantiert eine unbedenkliche Aufwertung unserer Nahrung mit Aloe vera-Saft.

Aloe vera-Trinksaft zur Nahrungsergänzung

Der Aloe vera-Saft zur Nahrungsergänzung ist **kein Medikament!**
Das bedeutet, dass der Trinksaft immer frei von Aloin sein muss. Achten Sie beim Kauf immer auf das Etikett des Herstellers, denn es gibt verschiedene Konzentrationen und Verarbeitungen der Aloe vera. Deshalb ist die Dosierempfehlung auch variabel, und Sie sollten sich möglichst nach den Angaben des Herstellers richten.

Welche Saftarten gibt es?

Am besten ist frischer Saft direkt aus dem Blattgel. Dieser weist ein naturtrübes Aussehen auf. Es gibt 2 Verarbeitungsverfahren:

Aloe vera-Saft aus dem Gel

Enthält den naturtrüben Saft direkt aus der Pflanze, wird nicht filtriert und enthält deshalb alle Fasern und Bestandteile des Blattfilets.

Aloe vera-Saft aus dem ganzen Blatt

Hier gibt es zwei Varianten:

Blatt und Gel werden getrennt gepresst. Dem Schalensaft werden Aloin und Aloin-Emodin entzogen, erst dann wird er mit dem Saft aus dem Gel gemischt. Oder: Schale und Gel werden zusammen versaftet. Dieses Verfahren wird besonders in Spanien und Portugal praktiziert.

Aloe vera-Saft Konzentrat

Dem Saft wurde das Wasser entzogen. Konzentrate werden auch aus eingedickter oder getrockneter Aloe vera, die rückverdünnt wurde, hergestellt.

Die Konzentrationen liegen alle bei einem Anteil von 95 bis 99 % Aloe vera. Angeboten werden meistens Saftflaschen mit 500 ml, manchmal 1000 ml.

Aloe vera-Fertigdrinks

Seit einiger Zeit gibt es auch Aloe vera-Drinks. Das sind Fertiggetränke, die nur einen minimalen Aloe vera-Anteil enthalten. Sie sind daher nicht als Nahrungsergänzungsmittel im eigentlichen Sinne anzusehen. Es kommt einem Glas Fruchtsaft gleich, in das Sie ein paar Tröpfchen Aloe vera-Saft gemischt haben. Diese Drinks haben daher nicht die gleiche Wirkung wie der reine Aloe vera-Saft aus dem Reformhaus.

Wie wird der Saft konserviert?

Wenn einige Firmen behaupten, ihr Aloe vera-Saft sei nicht konserviert, ist diese Behauptung schlichtweg falsch. Allerdings sind die Möglichkeiten, ein Produkt zu konservieren, sehr vielfältig. Es gibt zugelassene Lebensmittelkonservierer, die aus einer Parabenmischung bestehen können oder aus natürlichen Konservierern, wie beispielsweise dem Grapefruitkernextrakt. Auch wenn der Grapefruitkernextrakt aus der Natur stammt, kann es trotzdem zu allergischen Reaktionen kommen. Ein anderes Konservierungsmittel ist Kaliumsorbat. Sie finden meistens auf der Saftflasche oder dem Umkarton des Aloe vera-Produktes die entsprechenden Hinweise.

Sowie ein Naturprodukt in den Verarbeitungsprozess gelangt, beginnt der Zersetzungsprozess. Unkonserviert würden die Naturprodukte in wenigen Tagen völlig unbrauchbar. Kurze Zeit nach dem Pressen des Aloe vera-Saftes kommt es zu einer Milchsäuregärung. Um das zu vermeiden, muss der Hersteller den gewonnenen Aloe vera-Saft mit den oben genannten Konservierungsmitteln stabilisieren.

Ein anderes Verfahren der Haltbarmachung ist das Pasteurisieren, wie Sie es von der Milch kennen. Dabei wird die zu konservierende Substanz einige Sekunden hoch erhitzt, um Keime abzutöten. Der Vorteil des Pasteurisierens ist, dass es völlig rückstandsfrei ist. Der Nachteil dabei ist, dass die angebrochene Saftflasche im Kühlschrank nur ungefähr 2 Wochen haltbar ist, wenn der Hersteller nicht zusätzliche Konservierer hinzufügt.

Aloe vera-Produkte gefriergetrocknet

Wenn frischer Aloe vera-Saft zu lange lagert, verliert er nicht nur an Vitalstoffen, sondern zersetzt sich auch unaufhaltsam. Auch wenn die beigefügten Konservierungsmittel den bakteriellen Verderb aufhalten, findet doch ein Umwandlungsprozess der Enzyme statt. Deswegen entscheiden sich einige Hersteller für das Verfahren des Gefriertrocknens.

Dabei werden die Aloe vera-Blätter erntefrisch getrocknet. In dieser Phase enthalten sie alle Vitalstoffe noch in hohem Maße. Bei sachgemäßer Lagerung überstehen sie die Wartezeit bis zur Verarbeitung ziemlich unbeschadet. Natürlich trifft die Bezeichnung »frisch« dann nicht mehr direkt zu, aber trotzdem ist die Qualität besser als ihr Ruf.

Aloe vera-Kapseln

Wir leben heute in einer hektischen Welt, in der Schnelligkeit gefordert wird. Sich für etwas Zeit zu nehmen, was eine gewisse Aufmerksamkeit erfordert, ist für viele undenkbar. So lautet ein häufiges Argument: »Ich würde ja gern etwas für mich tun, aber mir fehlt die Zeit.« Gerade wer beruflich viel unterwegs ist, braucht ein Produkt, das schnell zu handhaben ist.

Dafür eignen sich die seit jüngster Zeit auf dem Markt befindlichen Aloe vera-Kapseln. Die Aloe vera-Kapseln bestehen aus den Blattfilets der Aloe vera-Pflanze. Diese werden oft handgeschält und dann schonend getrocknet und gemahlen.

Empfohlene Tagesdosis: Je 1-mal morgens und 1-mal abends eine Aloe vera-Kapsel mit einem Glas Wasser einnehmen.

1 Kapsel mit Aloe vera-Pulver entspricht circa 25 ml Aloe vera-Saft. Die Kapseln sollten vor starker Sonneneinstrahlung geschützt aufbewahrt werden. Ansonsten können Sie sie aber bequem transportieren, und es gibt keinen Grund mehr, auf Aloe vera als Nahrungsergänzung zu verzichten.

Die meisten Berufstätigen essen oft sehr ungesund. Die Aloe vera kann dazu beitragen, ein Defizit an Vitalstoffen auszugleichen und sie wieder leistungsfähiger für den Tag zu machen.

Was kann Aloe vera-Saft bewirken?

Zur Nahrungsergänzung entfaltet der Aloe vera-Saft folgende Wirkungen:

- Die Abwehrkräfte werden gestärkt, was zur Folge hat, dass Infektionserkrankungen besser vorgebeugt werden kann. Viren und Bakterien haben keine Chance, sich im Körper festzusetzen.
- Die Fresszellentätigkeit wird aktiviert. Das trägt zur schnellen Beseitigung von Krankheitserregern im Körper bei.
- Das Acemannan im Aloe vera-Saft aktiviert den Stoffwechsel und bekämpft »freie Radikale«.
- Die im Saft enthaltenen Enzyme wirken reizlindernd und entzündungshemmend. Das ist sehr günstig bei arthritischen Beschwerden. Der Saft trägt dazu bei, dass sich wieder neue Gelenkschmiere bildet und die Gelenke beweglicher werden.
- Aloe vera übt einen beruhigenden Einfluss auf den Magen aus. Reizungen klingen schneller ab oder entstehen nicht mehr so oft.
- Der Aloe vera-Saft wirkt entschlackend und regt die Ausscheidung von Giftstoffen an.
- Die Darmflora wird gründlich entschlackt, dadurch wieder funktionsfähig und ist zum Beispiel gegen Pilzbefall besser gewappnet.
- Die zellschädigende Wirkung radioaktiver Strahlen wird neutralisiert. Die Knochenmarkaktivität wird angeregt und die Bildung neuer Blutzellen gefördert.
- Dank der die Zellteilung anregenden Wirkung wird der gesamte Organismus revitalisiert, und ein allgemeiner verjüngender Effekt tritt ein. Die Haut wird tonisiert, wirkt dadurch glatter und frischer.

DIE BEDEUTUNG DER NAHRUNG FÜR UNSERE GESUNDHEIT

Fast täglich vernehmen wir in den Medien neue Schreckensmeldungen über unsere Lebensmittel. Viele Stoffe bilden freie Radikale, die zellschädigend und damit krebserregend sind, oder belasten auf andere Weise unser Immunsystem.

Inzwischen herrscht in der Bevölkerung eine gewisse Ratlosigkeit verbunden mit der Frage, was man überhaupt noch ohne Reue essen darf. Einige kümmern sich nicht um die alarmierenden Berichte und behalten ihre bisherigen Essgewohnheiten bei. Andere analysieren nun jedes noch so kleine »Haar in der Suppe«.

Ich glaube, beide Verhaltensweisen gehen in die falsche Richtung. Wenn ein Thema plötzlich ganz aktuell wird und ständig präsent ist, kommt es sozusagen ans Licht der Öffentlichkeit, und wir nehmen es bewusst wahr! Das bedeutet auch, dass wir unser Bewusstsein daraufhin verändern können. Wir können unsere bisherige Lebensweise überprüfen und neu ordnen.

Als vor einigen Jahren die Ökowelle einsetzte, veränderten viele Menschen bewusst ihr Essverhalten. Der erste Schritt dazu wäre zu überlegen, was Lebensmittel eigentlich sind. Der Name verrät es uns schon. Es sind Mittel, die wir zum Leben benötigen. Nicht alles, was »satt macht«, verdient diese Bezeichnung!

Unser Körper benötigt Vitalstoffe, die sich aus Eiweißen, Mineralien, Spurenelementen, Vitaminen, Enzymen, Lipiden und Fetten zusammensetzen. In einer gesunden Nahrung sind alle diese Vitalstoffe zu finden. Vital bedeutet lebendig. Wenn sich die tägliche Ernährung allerdings nur aus »toten« Nahrungsmitteln zusammensetzt, sprich Fast Food, wie Pommes und Fertiggerichte aus der Dose, kann der Bedarf an Vitalstoffen nicht ausreichend gedeckt werden. Die Folge sind Mangelerscheinungen, die sich auf Dauer krank machend auf unseren Organismus auswirken.

Es ist heute üblich, sein schlechtes Gewissen mit ein paar schnell »eingeworfenen« synthetischen Nahrungsergänzungsmitteln in Pillen- oder Pulverform zu beruhigen. Die Industrie gaukelt uns in ihrer Werbung vor, dass wir damit jedes Defizit schnell beheben und jünger, kraftvoller und vieles mehr sein können. Das ist aber nur bedingt der Fall.

Um Vitamine und Co. richtig verwerten zu können, braucht man sekundäre Pflanzenstoffe, die sich in synthetischen Mitteln allerdings nicht befinden. Daher ist diese Form der Vitalstoffaufnahme eigentlich nur für besondere Fälle gedacht, zum Beispiel im Krankheitsfall oder wenn Obst und Gemüse nicht vertragen werden, wie es bei Allergien oder Darmerkrankungen vorkommt.

Mit natürlichen Nahrungsergänzungsmitteln wie Aloe vera, Spirulina oder Weizengrassaft ergänzen Sie Ihre Nahrung sinnvoll. Denken Sie also täglich daran: »Man ist, was man isst!«

Auf den nächsten Seiten erfahren Sie mehr darüber, was Ihnen dabei hilft und was nicht. Lernen Sie, auf Ihren Körper zu hören. Er signalisiert Ihnen sehr genau und rechtzeitig, wenn er sich nicht wohl fühlt!

Die sekundären Pflanzenstoffe

In den letzten Jahrzehnten haben Wissenschaftler Tausende von chemischen Substanzen in Pflanzen gefunden und in mühevoller Kleinarbeit analysiert. Um sie von den primären Pflanzenstoffen zu unterscheiden, die lediglich dem Stoffwechsel der einzelnen Pflanze dienen, gab man ihnen den Sammelbegriff »sekundäre Pflanzenstoffe«.

Die primären Pflanzenstoffe setzen sich aus Eiweißen, Fetten und Kohlehydraten zusammen und üben Nährstoffwirkung aus.

Die sekundären Pflanzenstoffe hingegen sind aus sehr vielen unterschiedlichen chemischen Verbindungen zusammengesetzt und haben eine pharmakologische Wirkung.

Die ursprüngliche Aufgabe dieser sekundären Stoffe war eigentlich, die Pflanze vor schädlichen Einflüssen aus der Umwelt zu schützen. Sie stärken den Abwehrmechanismus der Pflanzen. Irgendwann stellte man fest, dass wir durch den Verzehr dieser Pflanzen das Schutzsystem auch für unseren menschlichen Organismus nutzen können.

Man fand heraus, dass sekundäre Pflanzenstoffe Antioxidantien beinhalten und so Zellentartungen, wie sie bei Krebs geschehen, verhindern. Gesunde Zellen leben länger, sie wirken also auch dem Alterungsprozess entgegen. Eine weitere wichtige Eigenschaft der Bioaktivstoffe in den Pflanzen ist ihre immunstärkende Wirkung.

Sekundäre Pflanzenstoffe befinden sich nur in bestimmten Pflanzen. Zu diesen Sekundärstoffen gehören auch die Farb- und Duftstoffe von Früchten und Blüten. Darum sind grüne und orange-rote

Obst- und Gemüsesorten besonders wertvoll durch ihren Gehalt an Chlorophyll und Betacarotin sowie das Lycopin der Tomaten.

Freie Radikale

Freie Radikale sind hochaktive, aggressive Moleküle, die in unserem Zellstoffwechsel laufend entstehen. Obwohl Sauerstoff für unseren Stoffwechsel lebensnotwendig ist, kann er mit freien Atomen eine für unseren Körper schädliche Verbindung eingehen. In diesem Fall spricht man von freien Radikalen. Sonnenlichteinstrahlung und bakterielle Infektionen fördern die Bildung von freien Radikalen. Ebenso lösen große Mengen an Umweltgiften, wie Auto-Abgase, Zigarettenrauch und viele Chemikalien, die Bildung freier Radikale aus.

Wenn freie Radikale erst einmal gebildet wurden, können sie eine Kettenreaktion auslösen. Schäden, die durch die Einwirkung von freien Radikalen entstehen, manifestieren sich in Hautveränderungen, Bildung von Tumoren, Veränderung der DNS, und vor allem wird natürlich unser Immunsystem geschwächt. Darum sind Antioxidantien in unserer Nahrung heutzutage lebenswichtiger denn je.

Antioxidantien

Antioxidantien sind fähig, sich mit freien Radikalen zu verbinden und diese unschädlich zu machen. Deshalb werden Antioxidantien auch Radikalfänger genannt. Sind die freien Radikale vom Antioxidant gebunden, kann die Zelle ungeschädigt arbeiten, und der normale Stoffwechselprozess bleibt erhalten.

FAZIT:

Mit natürlicher Nahrung, deren Bestandteile die Bezeichnung LEBENSMITTEL noch verdienen, können wir unseren Körper gesund erhalten oder zu seiner Gesundung beitragen. Wer wirklich etwas für sich und seinen Körper tun will, sollte sein Leben überdenken und die Lebensweise den eigenen Bedürfnissen anpassen und nicht der industriellen Umwelt. Mit Aloe vera können Sie sofort dazu beitragen!

DER GROSSE VITALSTOFFTEST

Nehmen Sie Vitalstoffe in ausreichender Menge zu sich? Testen Sie sich selbst.

Kreuzen Sie die entsprechende Antwort an und addieren Sie dann alle Punkte. Was die Punktzahl bedeutet, erfahren Sie im Anschluss an den Test.

Wie häufig essen Sie wöchentlich Gemüse oder Salat?
a) nicht mehr als 2-mal (1 Punkt)
b) circa 3- bis 4-mal (2 Punkte)
c) mindestens 7-mal (3 Punkte)

Nehmen Sie Milchprodukte zu sich?
a) selten (1 Punkt)
b) unregelmäßig (2 Punkte)
c) täglich (3 Punkte)

Rauchen Sie?
a) ja (0 Punkte)
b) nein (2 Punkte)

Verwenden Sie als Aufstrichfett, für Salate und zum Braten pflanzliche Öle und Fette?
a) selten (1 Punkt)
b) unregelmäßig (2 Punkte)
c) immer zu Salaten und öfter zum Braten (3 Punkte)

Haben Sie privat oder beruflich bedingten Stress?
a) ja (1 Punkt)
b) gelegentlich (2 Punkte)
c) nein (3 Punkte)

Trinken Sie Frucht- und Gemüsesäfte?
a) selten (1 Punkt)
b) 1– bis 2-mal pro Woche (2 Punkte)
c) täglich (3 Punkte)

Essen Sie Vollkornprodukte, zum Beispiel
Brot, Nudeln, Reis?
a) nie oder selten (1 Punkt)
b) weniger als 2-mal wöchentlich (2 Punkte)
c) in der Regel täglich (3 Punkte)

Trinken Sie Alkohol?
a) ja, regelmäßig (0 Punkte)
b) gelegentlich (1 Punkt)
c) nein (2 Punkte)

Wie häufig essen Sie wöchentlich Obst?
a) nicht mehr als 2-mal (1 Punkt)
b) circa 3- bis 4-mal (2 Punkte)
c) mindestens 7-mal (3 Punkte)

Üben Sie schwere körperliche Arbeiten aus
oder treiben Sie Leistungssport?
a) ja (1 Punkt)
b) gelegentlich (2 Punkte)
c) nein (3 Punkte)

Auswertung der Punktzahl

8–14 Punkte:
Schenken Sie der Zufuhr an Vitalstoffen mehr Aufmerksamkeit, damit Sie Ihre körperliche und geistige Leistungsfähigkeit erhalten oder verbessern.
Denken Sie daran, Vitalstoffe werden auch verbraucht. Wer raucht oder Alkohol trinkt, viel Sport treibt, entzieht dem Körper die wertvollen Stoffe.

15-21 Punkte :
Eigentlich wissen Sie, worauf es ankommt. Nur mit der Umsetzung hapert es manchmal, stimmt's ? Schauen Sie gezielt auf Ihre Problembereiche. Ihre Gesundheit wird es Ihnen danken!

22-28 Punkte :
Alles im grünen Bereich. Sie leben im Grunde gesund, und ein kleiner Ausrutscher kann Ihnen so leicht nichts anhaben. Machen Sie weiter so!

Anmerkung:
Wer aus zeitlichen Gründen Schwierigkeiten hat, frisches Obst und Gemüse zuzubereiten, der kann auf die hier beschriebenen Nahrungsergänzungsmittel zurückgreifen, die in konzentrierter Form lebenswichtige Stoffe enthalten. Das sollte aber eine Zufuhr frischer Nahrungsmittel nicht ausschließen!

ALOE VERA ZUR NAHRUNGSERGÄNZUNG

Nahrungsergänzungsmittel sind, wie der Name bereits ahnen lässt, Mittel, die in der Lage sind, Defizite auszugleichen. Es gibt natürliche Nahrungsergänzungsmittel, zu denen auch die Aloe vera gehört, und synthetisch hergestellte Mittel, die wir beispielsweise in Form von Brausetabletten kennen. Diese synthetischen Mittel wurden bis zur Gesundheitsreform von den Ärzten verschrieben, um Mangelerscheinungen auszugleichen, die durch unzureichende Ernährung oder Krankheit entstanden sind.

Wenn Sie nicht zufällig Medizin oder Ernährungswissenschaft studiert haben oder sich aus Hobbyleidenschaft mit dem Thema Ernährung und Gesundheit beschäftigen, ist es beinahe unmöglich, **alles** darüber zu wissen. Für den Laien ist es daher sehr verwirrend, sich in den immer neuen Informationen zurechtzufinden.

Wer etwas für sich tun möchte, ist gut beraten, sich an die natürlichen Nahrungsergänzungsmittel zu halten. Sie können zusätzlich zur täglichen Nahrung genutzt werden, ohne befürchten zu müssen, eine Überdosis zu erleiden. Menschen, die Naturmitteln jeglicher Art kritisch gegenüberstehen, argumentieren damit, dass es nicht gut sein kann, ein Mittel dauerhaft zu benutzen. Hier werden wieder Medikamente und Nahrungsergänzungsmittel miteinander verwechselt. Wenn Sie zum Beispiel gern Apfelsinen essen und Sie Ihre tägliche Nahrung damit ergänzen, käme niemand auf die Idee zu behaupten, das sei nicht gesund. Aloe vera und andere Naturmittel sind deshalb genauso zu betrachten wie die tägliche Apfelsine in unserem Beispiel. Es ist im Gegenteil so, dass diese Mittel oft viel wertvoller sind als eine Obst- oder Gemüsesorte.

Aloe und ihre Verwandten

Die Aloe vera zur Nahrungsergänzung entfaltet ihre Wirksamkeit natürlich noch intensiver, wenn sie mit »Gleichgesinnten« zusammentrifft. Das heißt, mit gesunden Nahrungsmitteln, mit denen sie harmoniert. Das sind etwa Gemüsesorten, die, wie die Aloe vera, aus der Familie der Liliengewächse stammen. Hierbei handelt es sich um Zwiebeln, Knoblauch, Lauch (insbesondere Bärlauch) und Spargel. Die größte Gemeinsamkeit besteht darin, dass sie besonders wirksam sind als Schutz gegen Infektionen und Infarkte.

Zwiebeln und Knoblauch kommen weltweit – neben Salz – als häufigste Küchengewürze zum Einsatz. Es gibt leider immer noch einige, die sich am intensiven Geruch stören. Wer auf diese beste und preiswerte Naturmedizin verzichtet, versteht nichts von guter und gesunder Küche.

Diese Liliengewächse sind einzigartig in der Vielfalt und Konzentration ihrer Inhaltsstoffe. Neben Eiweiß, vielen Mineralien, Enzymen und den Vitaminen A, B, C und E enthalten sie einen absoluten Powerwirkstoff, das Selen. Selen ist äußerst immunstimulierend und wirkt gegen freie Radikale. Selen gehört zu den besten Antioxidantien. Damit verbindet es sich gut mit den Wirkstoffen der Aloe vera. Die Phytohormone ergeben mit den bioaktiven Substanzen der Aloe vera einen zellregenerierenden Schub, der eine Vitalisierung des gesamten Organismus zur Folge hat.

Genau wie bei der Aloe vera sind längst nicht alle Wirkstoffe analysiert, aber man weiß von Zwiebeln und Knoblauch, dass sie als »natürliche Antibiotika« einzustufen sind, denn sie wirken antiseptisch und entgiftend. Sehr empfehlenswert sind Zwiebeln und Knoblauch in der Ernährung bei krebsgefährdeten oder bereits erkrankten Personen. Sie wirken vor allem vorbeugend, und Aloe vera-Saft zur Ergänzung der täglichen Nahrung unterstützt diese Wirkung noch zusätzlich.

Die reinigende und stabilisierende Wirkung der Aloe vera auf die Darmflora wird durch Zwiebeln und Knoblauch zusätzlich unterstützt. Studien haben ergeben, dass besonders der Knoblauch auf den gesamten Bauchraum schützend wirkt gegen Parasiten, Viren, Bakterien und pathogene Keime.

Das Liliengewächs Lauch, insbesondere der Bärlauch, hat ebenfalls viele gemeinsame Eigenschaften mit der Aloe vera, die sich gegenseitig ergänzen und unterstützen.

Der Lauch oder Porree ist ein gutes Mittel gegen Rheuma und Gicht. Die Aloe vera ist in der Lage, neue Gelenkschmiere zu bilden, und ergänzt damit das Behandlungsprogramm. Außerdem können der Aloe vera-Saft und das Gel auch äußerlich angewendet werden. Vermischt mit ätherischen Ölen lindert Aloe vera Gelenkschmerzen und fördert die Beweglichkeit.

Wer häufiger Spargel isst, weiß, dass man nach dem Verzehr viel öfter Wasser lassen muss, als es normalerweise der Fall ist. Früher war der Spargel bei uns sogar im Arzneimittelbuch aufgeführt und musste in der Apotheke vorrätig sein. Hin und wieder wird er heute Nieren- und Blasentees beigemischt. Viele Inhaltsstoffe sind ähnlich wie bei der Aloe vera. Besonders die Aminosäure Aspargin, die auch für den etwas strengen Harngeruch nach einem ausgiebigen Spargelessen verantwortlich ist. Spargel ist somit ein hervorragendes Naturheilmittel gegen Nieren- und Blasenbeschwerden sowie Ödemen. Auch hier greifen die Wirkungen mit denen der Aloe vera ineinander.

Rezepte mit Aloe vera-Saft

Wer den bitteren Geschmack des Aloe vera-Saftes nicht mag, kann sich leckere Mixgetränke mit frischen Früchten und Gemüsen herstellen. Diese eignen sich auch hervorragend als Zwischenmahlzeit oder mal als Ersatz für eine Mahlzeit.

Aloe vera-Drinks ohne Alkohol

Aloe vera-Longdrink

Zutaten: 250 g frische Ananas, 4 Aprikosen, 25 ml Aloe vera-Bio-Pflanzensaft, Mineralwasser.

Ananas und Aprikosen in Stücke schneiden und mit einem Küchenstab pürieren. Nach dem Pürieren den Aloe vera-Saft dazugeben, umrühren und nach Belieben mit Mineralwasser aufgießen. Das fertige Getränk in ein Longdrinkglas füllen und mit einer Limettenscheibe dekorieren.

Diesen Gesundheitsdrink können Sie getrost bei einer Nachmittagsrunde servieren, besonders an heißen Tagen.

Aloe vera-Drink pikant

Zutaten: 3 Tomaten, 2 Aprikosen, 25 ml Aloe vera-Saft, Salz und Pfeffer.

Tomaten und Aprikosen in Stücke schneiden und mit dem Mixstab pürieren. Mit dem Aloe vera-Saft verrühren, wenn gewünscht mit Mineralwasser aufgießen, mit Salz und Pfeffer abschmecken.

In einem Longdrinkglas, mit einer Olive und einem Basilikumblatt garniert, servieren.

Falls Ihnen mal die Zeit zum Verarbeiten frischer Früchte und Gemüse fehlt, können Sie auch Frucht- oder Gemüsesäfte aus dem Reformhaus verwenden.

Aloe vera-Drinks mit Schuss

Der herbe Geschmack des Aloe vera-Saftes passt ausgezeichnet zu alkoholischen Cocktails.

Aloe vera Gin-Orange

Zutaten: 25 ml Aloe vera-Frischsaft, Eiswürfel, ein Schuss Gin, 100–150 ml Orangensaft.
Alle Zutaten in ein Longdrinkglas füllen und mit einer Orangenscheibe dekorieren.

Aloe vera Ei-Ingwer-Flip

Zutaten: 1 Likörglas Eierlikör, 1 EL Aloe vera-Saft, etwas süße Sahne, gemahlener Ingwer, Schokostreusel.
Den Aloe vera-Saft mit Eierlikör aufgießen, die Sahne vorsichtig darunter ziehen, etwas Ingwerpulver und Schokostreusel obenauf geben.
Sie können statt Eierlikör auch Amaretto oder Baileys Cream verwenden.
Solche Aloe vera-Drinks sind gleichzeitig ein Anlass, Ihren Freunden von Ihrer positiven Erfahrung mit Aloe vera zu erzählen. So bahnt sich auf Ihrer Feier ein völlig neues Gesprächsthema an.

Aloe vera-Desserts

Gerade Kinder essen sehr gerne leckere fruchtige Desserts. Den bitteren Aloe vera-Saft hingegen mögen sie nur selten und stufen ihn eher als Medizin ein. Mit Medizin wird Kranksein verbunden und bekommt somit einen unangenehmen Touch. Den Kindern sollte aber frühzeitig die positive Wirkung von gesunden Lebensmitteln gezeigt werden. Darum sollte Aloe vera mit dem verabreicht werden, was sie mögen. Das sind meistens Süßspeisen, was viele Eltern nicht freut. Indem Sie die Desserts mit Aloe vera-Saft anreichern, können Sie den zuckerhaltigen Speisen etwas Gesundes hinzufügen. Die Zuckerstoffe werden dadurch vom Körper besser verarbeitet.

Aloe vera-Fitness-Quark

Zutaten: 1 Becher Magerquark, Zucker nach Bedarf, noch besser ist Honig oder Ahornsirup aus dem Reformhaus, Erdbeeren oder andere Früchte, Mark aus einer halben Vanillestange oder 2 bis 5 Tropfen Vanilleextrakt Bourbon als ätherisches Öl in Lebensmittelqualität, 25 ml Aloe vera-Saft, etwas Milch.

Zubereitung: Das frische Obst pürieren, mit dem Quark vermischen und mit der Milch glatt rühren, den Aloe vera-Saft hinzufügen, nach Bedarf süßen, Vanilleextrakt dazugeben.

Wenn Sie Bananen nehmen, können Sie mit Physalis (Kapstachelbeere) dekorieren, bei Erdbeeren dagegen besser mit ein paar Minzblättern. Für Kinder eignen sich Schokosplitter oder Liebesperlen.

Aloe vera-Power Sorbet

Zutaten für 2 Personen: 25 g Zucker, 3 Kiwis, 2 TL Zitronensaft, 2 EL Aloe vera-Saft, 1 kleines Eiweiß, 1/4 TL Spirulinapulver, etwas Obst für die Garnitur.

Zubereitung: Zucker mit 2 EL Wasser verrühren, 2 Minuten lang erhitzen, abkühlen lassen; Kiwis, Zitronensaft und Aloe vera im Mixer pürieren, Zuckersirup dazumischen, das Eiweiß schlagen und darunter heben. Spirulinapulver mit ein paar Tröpfchen Wasser glatt rühren und vorsichtig dazumischen. Spirulina enthält sehr viel Chlorophyll und macht die Speise grün. Die fertige Masse in eine Schale geben und ins Gefrierfach stellen. Nachdem die Masse gefroren ist, mit 2 Esslöffeln Kugeln daraus formen. Mit dem Obst garnieren. Sehr hübsch sieht es aus mit Karambole (Sternfrucht) oder Physalis.

Aloe vera-Schmankerln

Heute heißt es, möglichst wenig kochen, sonst werden die wertvollen Inhaltsstoffe beschädigt oder gar zerstört, denn die wenigsten Bioaktivstoffe sind hitzebeständig.

Bei einigen Rezepten zur Haltbarmachung wird das Aloe vera-Gel mit erhitzt. Die empfindlichen Enzyme, die in der Aloe vera enthalten sind, gehen zwar bei diesem Prozess verloren, andere wichtige Inhaltsstoffe wie Glykoproteine, Polysaccharide und viele bioaktive Substanzen zerfallen aber erst bei Temperaturen, die über dem Siedepunkt von Wasser liegen. Außerdem scheint der Synergieeffekt nicht durch Hitze beeinträchtigt zu werden.

Es gibt überlieferte Rezepte mit gekochten Aloe-Extrakten, die äußerst erfolgreich in der damaligen Volksheilkunde eingesetzt wurden. Hier ein paar Anregungen:

Aloe-Sirup

Zutaten: 100 g frisches Aloe vera-Gel, 100 g Rohrzucker.
Zubereitung: Das Aloe vera-Blattgel pürieren oder versaften. Anschließend mit dem Zucker bei leichter Hitze unter gelegentlichem Rühren für etwa 10 Minuten kochen lassen. In ein Glas füllen und kühl aufbewahren. Haltbarkeitsdauer circa 3 Monate.
Anwendung: Zur Anregung des Stoffwechsels morgens 1/2 Teelöffel Sirup in etwas Wasser einrühren und trinken.

Kandierte Aloe vera

Zutaten: 100 g frisches Aloe vera-Blattgel, 100 g Rohrzucker.
Zubereitung: Das frische Blattgel mit dem Messer grob zerkleinern, mit dem Zucker vermischen und in ein Schraubglas füllen. Für mehrere Tage stehen lassen und zwischendurch immer wieder durchrühren. Hält circa 3 Monate.
Anwendung: Bei Verdauungsproblemen können Sie diese Mischung zum Frühstück probieren. Wenn Sie morgens eine Frucht essen, streichen Sie von der kandierten Aloe etwas darauf.

Aloe vera-Wein

Dieses Rezept fand ich erst kürzlich. Ich hatte noch nie etwas davon gehört und möchte es Ihnen nicht vorenthalten.
Zutaten: 150 g naturreiner Honig, 1 l Wein aus biologischem Anbau, 20 ml frisches Aloe vera-Blattgel
Zubereitung: Honig und Wein unter ständigem Rühren langsam erhitzen, bis der Honig aufgelöst ist. Vom Herd nehmen und abkühlen lassen. Dann das frische, zermuste Aloe vera-Gel untermischen. Noch warm in eine Flasche füllen. Hält circa 3 Monate.
Anwendung: Kurmäßig anwenden. Alle 3 Tage 1 Likörglas.

ALOE VERA IN KOMBINATION

Die Artenvielfalt der Pflanzen ist genauso umfangreich, wie sie bei uns Menschen vorhanden ist. Wir wissen alle aus eigener Erfahrung, dass ein Mensch nicht alle Eigenschaften in sich vereint. Erst durch die Ergänzung mit einer anderen Person entsteht ein perfektes Werk. So geht es auch den Pflanzen. Jede Heilpflanze hat ihre spezifischen Eigenschaften, mit denen sie erhebliche Erfolge erzielen kann, wie zum Beispiel die Aloe vera.

Aber **eine** Pflanze allein ist kein Allheilmittel. Wenn sie jedoch mit anderen Stoffen oder Pflanzen kombiniert wird, kann sie über ihre eigene Struktur hinauswachsen und ein noch breiteres Spektrum abdecken. Die wichtigsten Aloe vera-Kombinationen möchte ich Ihnen kurz vorstellen.

Spirulina

Als Erstes möchte ich hier die Spirulina-Alge nennen. Sie hat die meisten wertvollen Inhaltsstoffe. Sie enthält alle lebensnotwendigen Aminosäuren, Mineralien, Vitamine, Chlorophyll und andere Farbstoffe, die als Radikalfänger so wichtig sind. Sie führen der Zelle Sauerstoff zu, ohne eine Oxidation herbeizuführen. Spirulina wirkt im Gegensatz zu vielen anderen Nahrungsmitteln basisch und gleicht eine Übersäuerung im Körper aus. Sie hat stark entgiftende Eigenschaften und ist im Gegensatz zu anderen Meeresalgen fast jodfrei. Verwendet wird vorwiegend *Spirulina platensis*. Beim Kauf sollten Sie auf gute Qualität achten. Besonders wirkstoffreich ist die hawaiianische Spirulina.

Allgemeine Empfehlung:

3–8 g pro Tag. In Kombination mit Aloe vera empfiehlt sich folgende Dosierung zur Nahrungsergänzung: 2–4 g Spirulina und 25–35 ml Aloe vera-Saft.

Alfalfa

Alfalfa ist eine der reichhaltigsten pflanzlichen Calcium- und Magnesiumquellen, die uns die Natur bietet. Gerade Krebs- und Aids-Kranke leiden unter enormen Mangel dieser beiden wichtigen Mineralien.

Alfalfa in Kombination mit Gerstengrün oder Aloe vera trägt zur Heilung vieler Beschwerden bei. Vor allem der hohe Chlorophyllanteil in der Alfalfasprosse begünstigt die Blutbildung und wirkt heilend bei Organschäden.

Aloe vera und Magnetfeldtherapie

Obwohl die Wissenschaft anerkennt, dass es zahlreiche Magnetfelder gibt, die verschiedene Wirkungen ausüben, hat die Magnetfeldtherapie im Zusammenhang mit unserer Gesundheit ein eher negatives Image. Allerdings spüren feinfühlige Menschen sehr wohl eine negative oder positive Wirkung des Magnetismus.

Ich hörte davon, dass Aloe vera in Verbindung mit Magnetfeldtherapie eine noch intensivere Wirkung erzielen soll.

Bei meinen Befragungen hat sich kein schlüssiges Ergebnis feststellen lassen. Ich kann mir aber vorstellen, dass die Durchblutung des gesamten Körpers besser funktioniert, wenn beide Therapien angewandt werden. Eine bessere Durchblutung versorgt den Organismus wiederum mit ausreichenden Bioaktivstoffen, was zur Folge hat, dass unser Abwehrsystem gestärkt wird.

Ich selbst habe mit der Magnetfeldtherapie gute Erfahrungen gemacht.

Ich möchte Sie daher dazu ermuntern, Ihre eigenen Erfahrungen zu suchen. Jedem hilft etwas anderes, und nur durch viele Eindrücke, die von verschiedenen Menschen gesammelt werden, ergibt sich ein umfassendes Bild.

Die Entstehung von Krankheiten

Es ist traurig, beobachten zu müssen, dass, je zivilisierter die Lebensform ist, die Menschen zunehmend unter einer Abwehrschwäche ihres Immunsystems leiden.

Im letzten Jahrhundert versuchten die Menschen, sich an die unnatürlichen Substanzen in der Nahrung anzupassen, obwohl unser Körper von seiner genetischen Ausstattung her auf biologische Kost angewiesen ist. Unsere Kost besteht aber heute vorwiegend aus toter Materie.

Hinzu kommt, dass viele Lebensmittel durch Gifte belastet sind, genmanipuliert oder bestrahlt werden und damit unseren Organismus schädigen. Unser Immunsystem wird durch die ständigen Belastungen derart überfordert, dass es bei anfallenden Abwehraufgaben im Krankheitsfall nicht mehr rechtzeitig reagieren kann. Das bedeutet, dass die Erreger unseren Körper besetzen und sich dort einnisten.

Der größte Anteil unserer Nahrung wirkt säurebildend und zerstört dadurch das Gleichgewicht unserer Darmflora. Als Folge bilden sich Pilze, die fast nur noch mit Medikamenten in den Griff zu bekommen sind. Diese schädigen ebenfalls die Darmflora, sodass ein Teufelskreis entsteht, der unseren Körper gar nicht mehr zur Ruhe und Regeneration kommen lässt.

Nach Expertenmeinung sind mehr als 65 % aller Todesfälle auf ernährungsbedingte Krankheiten zurückzuführen. Inzwischen ist längst bewiesen, dass viele krankheitserregende Wirkstoffe und Substanzen schleichend wirken. Es dauert etwa 20 Jahre und länger, bis sich im menschlichen Körper ihr zerstörerisches Werk vollendet hat. Auch wenn die meisten Erkrankungen erst in der zweiten Lebenshälfte auftreten, wird der Grundstein dazu bereits in der Kindheit gelegt.

Gesunder Darm, gesundes Leben

Die Verdauung beginnt bereits in der Mundhöhle. Die Verstoffwechselung unserer Nahrung ist ein komplizierter Vorgang und verlangt unserem Körper absolute Funktionsfähigkeit ab. Ist diese gestört, ist eine ausgiebige Nahrungsverwertung nicht möglich. Das bedeutet, dass sich Schlackenstoffe und Gifte im Gewebe und im Dickdarm ablagern. Schädigend kommt hinzu, dass wir leider durch Unachtsamkeit oder Unwissenheit säuernde Speisen zu uns nehmen und damit das Gleichgewicht von Säuren und Basen außer Kraft setzen. Ein übersäuerter Körper ist immer ein kranker Körper.

Unser Darm leistet 80 % der Abwehrarbeit, was ihm natürlich nicht mehr gelingen kann, wenn er falsch versorgt wird. Pilze bevorzugen ein saures Milieu. Sie wieder zu vertreiben, ist dann nicht immer einfach. Eine sorgfältige Darmpflege ist genauso wichtig wie die tägliche Körperpflege. Deswegen ist der erste Schritt, um den Darm wieder voll funktionsfähig zu machen, eine Entschlackung und basische Kost. Mit Aloe vera haben Sie schon den richtigen Weg eingeschlagen. Sich bewusst zu ernähren und achtsam mit dem eigenen Körper umgehen, ist die äußere Hilfe, die Sie geben können, um Erkrankungen vorzubeugen.

Die Krankheitsmuster liegen allerdings nicht im äußeren Bereich, sondern in unserer seelischen Struktur. Mit teurer Apparatemedizin werden wir die Krankheiten nicht ausrotten können. Um Leid und Krankheit zu vermeiden, werden immer neue Methoden entwickelt, und die Wissenschaft ist stolz auf ihre Erfolge. Unbemerkt bleibt dabei oft, dass sich mit der Vernichtung einer Krankheit ganz andere, bislang nicht gekannte, Erreger durch die Hintertür einschleichen. Krankheiten werden nur dann beseitigt werden können, wenn wir an unserem Bewusstsein arbeiten.

Unser Immunsystem

Die körpereigene Abwehr ist ein wichtiges System für die Gesundheit und das Wohlbefinden des Menschen.

Die meisten von uns haben kaum eine Vorstellung davon, wie das Immunsystem sie vor Krankheiten schützt und welche schädigenden Faktoren sie meiden sollten, um eine systematische Schwächung zu verhindern. Es gilt heute als gesichert, dass chronische Erkrankungen vorwiegend durch geschwächte und irritierte Abwehrkräfte entstehen. Ebenso gilt die Erkenntnis, dass eine gesunde, ballaststoffreiche Ernährung dazu beiträgt, eine gesunde Abwehrfunktion des Körpers zu erhalten.

Falsche Ernährung, Dauerstress und Raubbau an der Gesundheit führen immer häufiger dazu, dass der Körper eigentlich harmlose Erkrankungen ohne Medikamente nicht mehr allein übersteht. Besonders mit zunehmenden Alter lässt die Widerstandskraft des Körpers nach. Deshalb muss unser Organismus durch eine vernünftige Lebensweise unterstützt werden. Aloe vera-Saft kann einen guten Beitrag dazu leisten.

Mit Aloe vera und Vollwertkost dem Alterungsprozess entgegenwirken

Der Alterungsvorgang lässt sich generell nicht aufhalten, aber es liegt an Ihnen, wie Sie alt werden. Durch einen bewussten Umgang mit sich und Ihrem Körper können Sie dem Alterungsprozess einiges entgegensetzen. Mit Aloe vera können Sie der beginnenden Verlangsamung der Stoffwechselaktivitäten entgegenwirken: Fermente und Enzyme werden nicht mehr so intensiv gebildet, und das Herz transportiert weniger Sauerstoff in die Zellen. Der Darm erschlafft, Muskeln bilden sich zurück usw.

Mit gesunder Kost und Nahrungsergänzungsmitteln können Sie diese Entwicklung verlangsamen. Der Körper braucht guten Treibstoff, um auch im Alter funktionsfähig zu sein.

ALOE VERA-ANWENDUNGSBREVIER

Aloe vera ist kein Medikament im schulmedizinischen Sinne. Aloe vera kann als Erste-Hilfe-Maßnahme eingesetzt werden und sollte in keiner Hausapotheke fehlen. Aloe vera ist hervorragend geeignet als Begleittherapie, was von den meisten Ärzten leider nicht genutzt wird. Gerade bei so schweren Krankheiten wie Krebs und Aids ist eine Nahrungsergänzung für die Betroffenen eine echte Hilfe. Auf diese beiden Krankheiten gehe ich im Anschluss des Breviers ein. Es ist von Wichtigkeit, in diesen Bereich mehr Klarheit und Verständnis zu bringen.

Deshalb ist es notwendig, den Unterschied zwischen einer Behandlung mit Aloe vera und medizinischer Aloe deutlich zu machen. Auch darauf werde ich noch eingehen. Im Anwendungsbrevier sind nur die Beschwerden aufgeführt, die mit Aloe vera behandelt werden können. Im Anschluss daran finden Sie Hinweise über andere Aloe-Anwendungen. Es wäre schade, diese außer Acht zu lassen.

Aloe vera regt die Selbstheilungskraft an und kann über einen längeren Zeitraum genutzt werden oder sogar dauerhaft zum Einsatz kommen, nämlich, wie schon beschrieben, als Nahrungsergänzung. Der Unterschied liegt also klar auf der Hand.

Ein Medikament kommt zum Einsatz bei Ausbruch einer Erkrankung und nur äußerst selten zur Vorbeugung. Es wird nach Beseitigung der Krankheit wieder abgesetzt, Aloe vera muss nicht abgesetzt werden.

Die Natur stellt uns eine wunderbare Pflanze zur Verfügung, die wir täglich nutzen können!

Akne

Es gibt verschiedene Formen der Akne. Die verbreitetste ist die Jugendakne. Selten dagegen tritt die Altersakne in Erscheinung. Beiden liegt jedoch ein Ungleichgewicht der Hormone zugrunde. Hinzu kommt meistens eine gestörte Ausscheidung der Stoffwechselprodukte, die sich dann als Schlacken in den Poren festsetzen. Alle von Akne Geplagten leiden unter Verdauungsstörungen, am häufigsten unter Verstopfung. Aloe vera kann hier einiges bewirken.

Aloe vera-Anwendungen
Innerlich:
Die tiefer gehende Wirkung erfolgt immer durch eine Behandlung von innen und außen. Sie sollten daher unbedingt den Aloe vera-Saft

täglich trinken. Eine Dosis von 40 bis 60 ml ist erforderlich, um eine fühlbare Wirkung zu erreichen. Der Darm wird entschlackt, und die Giftstoffe werden somit ausgeschieden. Der Stoffwechsel wird angekurbelt, und die Zellen können schneller regenerieren.

Äußerlich:
Aloe vera-Gel mit ein paar Tröpfchen Teebaumöl vermischen und täglich auf die betroffenen Stellen auftragen. Bitte nur reines Teebaumöl verwenden. Das hat seinen Preis. Billige 3er-Packs vom Weihnachtsmarkt enthalten kaum eine Spur Teebaumölextrakt.
Diese Mischung desinfiziert die Haut. Aknehaut ist im basischen Bereich und daher ein Nährboden für Keime.

Mischen Sie sich ein Aloe vera-Gesichtswasser an:
Dazu benötigen Sie 100 ml Hamameliswasser oder einen Teeaufguss mit Pfefferminze und 10 ml kosmetischen Alkohol. Darin vermischen Sie 10 ml Aloe vera-Saft und 5 Tropfen Teebaumöl.
Alles gut schütteln und im Kühlschrank aufbewahren. Nach der Reinigung morgens und abends anwenden.
Das Gesichtswasser bringt den pH-Wert der Haut in den sauren Bereich und verhindert damit Entzündungen durch Bakterien. Zur Reinigung können Sie ein mildes Waschgel benutzen. Als Schutz vor Staub tragen Sie eine leichte Aloe vera-Emulsion auf. Siehe Kosmetikteil!

Was Sie sonst noch tun können
– Achten Sie auf eine regelmäßige Verdauung.
– Essen Sie viel frisches Obst und Gemüse. Alkohol, Nikotin und Süßigkeiten verschlechtern das Hautbild.
– Gehen Sie viel an die frische Luft.
– Vermeiden Sie das verlockende Ausquetschen der Pickel. Das überlassen Sie besser der Kosmetikerin.
– Achten Sie darauf, dass Sie sich nicht mit ungewaschenen Händen ins Gesicht fassen. Sie würden damit noch mehr Keime auf die anfälligen Partien auftragen.
– Benutzen Sie die Handtücher nur 1- bis 2-mal. Auch darin setzen sich Keime fest.

Wichtig

Bitte nicht die Haut nur austrocknen lassen. Sie versucht sonst, den Fettbedarf, den jede Haut braucht, nachzuproduzieren. Regelmäßige sachgemäße Pflege ist gerade in dieser Zeit sehr wichtig. Lassen Sie sich ein Pflegeprogramm zusammenstellen oder rühren Sie Ihre Produkte selbst an. Siehe Kosmetikteil!

Allergien

In den letzten Jahren ist die Zahl der Allergiker rapide gestiegen. Immer häufiger reagieren empfindliche Personen auf Umweltfaktoren, die den menschlichen Organismus belasten. Genmanipulierte Nahrung, Gifte in Möbeln und Textilien, um nur einige Faktoren aufzuzählen, schwächen das Immunsystem derartig stark, dass sich dieses gezwungen fühlt, Antistoffe zu produzieren, um der Lage Herr zu werden. Dabei verliert es die Unterscheidungsfähigkeit und arbeitet oft auch gegen eigentlich harmlose Stoffe, wie beispielsweise Pflanzen, an.

Die Antistoffe verursachen Hautjucken, Quaddeln, triefende Augen und Nase. Die Schulmedizin verabreicht Antihistamine, die oft von den Patienten nicht besonders gut vertragen werden. Mit Aloe vera können Sie Ihr Immunsystem stabilisieren und von innen und außen wirksame Hilfe leisten.

Aloe vera-Anwendungen

Innerlich:
Trinken Sie regelmäßig 2- bis 3-mal täglich je 20–30 ml Aloe vera-Saft aus biologischem Anbau. Durch die Trinkkur wird das Immunsystem beruhigt und stabilisiert.

Äußerlich:
Juckende Hautpartien und Bläschen können Sie mit Aloe vera-Gel bestreichen. Tun Sie das, so oft Sie mögen.

Verwenden Sie zum Waschen und Putzen den Aloe vera-Reiniger »Forever Aloe MPD«. Sie können Ihre Kleidung damit waschen und haben somit gleich den beruhigenden Effekt der Aloe vera.

Besonders die Imprägnierung von Kleidungsstücken kann reizauslösend sein und wird durch Aloe vera abgeschwächt.
Hauptwirkung: Abwehrstärkend, entzündungshemmend, wundheilend.

Was Sie sonst noch tun können

– Meiden Sie allergieauslösende Stoffe. Lassen Sie einen Test machen, der Ihnen zeigt, auf welche Stoffe Sie allergisch reagieren. Falls Sie auf schulmedizinisch verordnete Präparate empfindlich reagieren, finden Sie auch Hilfe in der Naturheilkunde.
– Bei Heuschnupfen empfiehlt es sich, rechtzeitig und kontinuierlich mit den Heuschnupfen-Tropfen oder -Dragées der DHU zu beginnen.
– Gute Erfolge zeigen sich auch mit der Bioresonanztherapie. Injektionsbehandlungen mit Schlangenenzymen sollen ebenfalls sehr wirksam sein. Da jeder Patient seine individuellen Beschwerden hat, sollte die Behandlung auch individuell erfolgen. Lassen Sie sich von einem erfahrenen Naturheilkundler vor der Behandlung eingehend beraten.
– Prüfen Sie auch Ihre Essgewohnheiten. Oft liegt eine Nahrungsmittelunverträglichkeit vor, die bislang unbemerkt blieb.

Altersflecken

Altersflecken sind eine harmlose Erscheinung, aber die meisten fühlen sich doch unwohl damit. Sie können ab dem 40. Lebensjahr auftreten. Sie sehen aus wie vergrößerte Sommersprossen. Es handelt sich dabei um eine Pigmentverschiebung. Das Melanin wird nicht mehr regelmäßig produziert und lagert sich dadurch unregelmäßig in die Haut ein. Wichtig ist, dass es sich bei der Pigmentansammlung wirklich um Altersflecken handelt. Der Beginn des schwarzen Hautkrebs zeigt im Anfangsstadium ein ähnliches Hautbild. Falls Sie Zweifel haben, lassen Sie die betroffenen Stellen vom Hautarzt begutachten.

Aloe vera-Anwendung

Rubbeln Sie die betroffenen Hautpartien 2- bis 3-mal wöchentlich mit einem Aloe vera-Peeling ab. Dazu benutzen Sie entweder Aloe vera-Gel, in das Sie Aprikosen- oder Walnussgranulat verrühren. Oder Sie verwenden ein fertiges Peeling, in das Sie Aloe vera-Saft oder Gel einrühren.

Das Granulat bekommen Sie in Läden, die Rohstoffe zur Kosmetikherstellung verkaufen. Tragen Sie anschließend eine Aloe vera-Handcreme auf.

Was Sie sonst noch tun können

– Zitronen- und Papayasaft sollen ebenfalls eine bleichende Wirkung besitzen. Man muss aber auch deutlich sagen, dass die Flecken zwar etwas blasser werden, aber ganz verschwinden sie meistens nicht.
– Tragen Sie bei Feierlichkeiten einfach etwas Make-up auf die Handflächen auf, dann fallen die dunkleren Fleckchen kaum auf.

Arthritis

Arthritis gehört zu den rheumatischen Erkrankungen, denen aus unterschiedlichen Gründen schwer beizukommen ist. Das hat oft zur Folge, dass die Erkrankung chronisch wird. Es entsteht eine Entzündung, die auf Knochen, Knorpel und Bänder übergreift. Typische Symptome sind Schmerzen in den Gelenken und morgendliche Steife der betroffenen Stellen.

Eine Therapie ist deshalb so schwierig, weil es sehr viele Faktoren sind, die zur Entstehung dieser Krankheit beitragen können. Die Innenhaut der Gelenke wird vom Körper am schlechtesten versorgt, denn zu ihr führen keine Blutgefäße. Sie kann nur ernährt und von Schlacken befreit werden, wenn das Blut durch kräftige Muskelbewegungen herangepumpt und wieder abgesaugt wird. Ohne diese Bewegung verhungert das Gelenk sozusagen. Verständlicherweise neigen die Betroffenen dazu, sich möglichst wenig zu bewegen. Das ist aber genau die falsche Maßnahme. Aloe vera kann hier insofern gute Dienste tun, indem sie die Gelenkschmiere neu aufbaut.

Aloe vera-Anwendungen

Trinken Sie täglich 60 ml Aloe vera-Saft, und zwar über einen längeren Zeitraum. Die betroffenen Gelenke können Sie mit Aloe vera-Gel einreiben, in das Sie einige Tropfen Teebaumöl mischen. Sie können das frische Gel auch vorher in den Kühlschrank legen. Die Schwellungen bilden sich durch die Kühlung schneller zurück.

Was Sie sonst noch tun können

Eine wesentliche Ursache für das vermehrte Auftreten von Arthritis und anderen Degenerationen dürfte unsere stark von gesättigten Fetten geprägte Kost sein. Durch sie werden die essenziellen Fettsäuren daran gehindert, ihre Aufgabe im menschlichen Organismus zu erfüllen. Die angesammelten Giftstoffe müssen entfernt, die weitere Ansammlung verhindert werden.

– Essen Sie viel Obst und Gemüse, wenig oder kein Fleisch. Steigen Sie auf Vollwertkost um.
– Die Bachblüte »Crab Apple« ist eine Reinigungsblüte. Nehmen Sie über einen längeren Zeitraum 3-mal täglich 10 bis 20 Tropfen ein.
– Wichtig ist regelmäßige Bewegung, auch wenn es schmerzt.
– Zur Linderung kann ein Öl mit Aromen dienen. Mischen Sie 50 ml fettes Öl, zum Beispiel Aloe vera-Öl, mit ätherischen Ölen. Zur Entgiftung helfen: Zypresse, Fenchel, Zitrone, Wacholder. Schmerzlindernd wirken: Teebaum, Lavendel, Benzoe, Kamille, Rosmarin.

Bindegewebsschwäche

Unser Bindegewebe hat mannigfache Aufgaben zu erfüllen. Es dient als Füll- und Stützgewebe des Körpers. Es dient ebenfalls als Begleitgewebe der Nerven und Gefäße und ist das Regulationszentrum der Organzellen.

Durch Überbelastung, Fehlernährung und Ablagerung von Schlackenstoffen kann eine Bindegewebsschwäche entstehen. Allerdings weiß man heute, dass Vererbung eine große Rolle spielt. Es sind fast ausschließlich Frauen von der unschönen Orangenhaut betroffen, denn sie haben ein lockeres Bindegewebe mit vielen Fettkammern. In der Schwangerschaft dienen diese Polster als Vorrat für den Körper. Während der Schwangerschaft wird das Bindegewebe sehr strapaziert, und nach der Geburt bleibt eine Erschlaffung zurück.

Auch mit zunehmendem Alter lässt die Spannkraft der Haut nach, und die verhärteten kollagenen Fasern plus Fettablagerungen treten dann als wellige Orangenhaut zutage. Eine Behandlung ist sehr schwierig, und bislang gibt es keine Methode, die wirklich durchschlagenden Erfolg aufweist. Allerdings kann man einiges tun, um die Beschwerden zu mildern. Aloe vera hat auch hautstraffende Eigenschaften und kann dazu beitragen, das Gewebe wieder etwas fester werden zu lassen und damit optisch zu verschönern.

Aloe vera-Anwendungen
Bei diesem schwer zu behebenden Problem sollten Sie von innen und außen vorgehen.

Innerlich:
Trinken Sie regelmäßig 3-mal täglich Aloe vera-Saft zur Entschlackung des Körpers und somit auch des Gewebes. Die Zellregeneration wird positiv beeinflusst und die Haut wird besser mit Nährstoffen versorgt.

Äußerlich:
Mischen Sie 100 ml reines Aloe vera-Gel mit 30 ml Algenöl, in diese Mischung geben Sie 1 TL Vitamin E, 1 ml ätherisches Wacholderöl, 30 Tropfen Zypresse, 10 Tropfen Lavendel, 20 Tropfen Citronella.

Anwendung:
Täglich morgens oder abends nach dem Duschen sorgfältig einmassieren. Erwarten Sie nicht gleich eine sichtbare Verbesserung. Die Haut braucht 30 Tage, bis sie von unten nach oben regeneriert ist. Erst dann können kleine Erfolge beobachtet werden. Bei einer Zellulitekur brauchen Sie viel Geduld.

Was Sie sonst noch tun können
– Schauen Sie im Kosmetik- und Aromaöl-Kapitel nach weiteren Rezepten.

- Stellen Sie Ihre Ernährung auf Vollwertkost ein. Meiden Sie stark salzhaltige Speisen, die binden zu viel Wasser im Gewebe.
- Tägliches Bürsten der Haut entschlackt und durchblutet die Haut.
- Kalt-warme Wechselduschen fördern den Stoffwechselvorgang.
- Trainieren Sie Bauch, Beine, Po, das wirkt straffend auf Muskeln und Gewebe.
- Machen Sie eine Kur mit homöopathischer Silicea D12. 3-mal täglich 2 Tabletten der DHU aus der Apotheke über 6 bis 8 Wochen.

Blähungen

Blähungen werden durch Fäulniserreger im Darm ausgelöst. Die sich dabei bildenden Gasbläschen können krampfartige Schmerzen hervorrufen. Fäulnis setzt dann ein, wenn der Darminhalt zu lange im Darm verbleibt. Schwer verdauliche Speisen können ebenso Blähungen auslösen, auch Antibiotika. Allerdings entstehen auch Blähungen, wenn Magen und Darm in ihrer Sekretfunktion gestört sind.

Aloe vera-Anwendung
Zur Vorbeugung können Sie täglich 30 ml Aloe vera-Saft als Kur zu sich nehmen. Bei akuten Beschwerden trinken Sie nach jeder Mahlzeit ein Schnapsgläschen voll mit Aloe vera-Saft. Auch 1 bis 2 EL Schwedenbitter wirken verdauungsfördernd und können Linderung verschaffen. Gehen die Blähungen mit Verstopfung einher, eignet sich das homöopathische Aloe-Mittel der DHU, 3-mal täglich 5 Globuli.

Was Sie sonst noch tun können
- Meiden Sie blähende Speisen und kohlensäurehaltige Getränke. Trinken Sie Tee mit Fenchel, Kümmel und Pfefferminze.
- Massieren Sie Ihren Bauch im Uhrzeigersinn.
- Lassen Sie vom Arzt feststellen, ob Ihre Gallenblase und der Magen in Ordnung sind.

Homöopathische Behandlung
Zusätzlich können Sie Magnesium phosphoricum D6 und/oder Natrium sulforicum D6 einnehmen.

Candida albicans

Candida albicans ist eine Pilzerkrankung, die in unserem Fast Food-Zeitalter immer häufiger auftritt. Durch falsche Ernährung wird der Körper übersäuert und die Darmflora nachhaltig gestört. Eine intakte Darmflora ist das A und O für einen gesunden Organismus.

Wenn diese Grundlage nicht gegeben ist, breiten sich rasch Darmpilze aus, die durch die durchlässigen Darmwände in das Lymph- und Blutkreislaufsystem gelangen und die Organe belasten. Die Folge ist eine Energieblockade, die den ganzen Körper betrifft. Noch bevor die Organzellen die lebenswichtigen Nährstoffe aus dem Blutstrom erhalten, frisst sie der Parasit Candida weg, was ihn wachsen und gedeihen lässt. Ein amerikanischer Wissenschaftler entdeckte, dass der Pilz ein giftiges Gas entwickelt, das viel gefährlicher ist als Formaldehyd. Deswegen sollte diese Pilzerkrankung nicht auf die leichte Schulter genommen werden.

Aloe vera kann viel zur Beseitigung der schädlichen Candida-Pilze beitragen. Die im Aloe vera-Frischsaft enthaltenen Saponine wirken reinigend auf Darm und Arterien. Die Fettsäure ß-Sitosterin entgiftet die Leber. Das Acemannan ist der Hauptwirkstoff in der Aloe vera und hat entzündungshemmende und antivirale Eigenschaften. Es wirkt immunstärkend und entschlackend.

Aloe vera-Anwendungen

Wenn Sie bereits vom Candida-Pilz befallen sind, sollten Sie circa 120–150 ml Aloe vera-Saft über den Tag verteilt trinken. Um die Pilze im Stuhl abzutöten, können Sie ein Stück Blattgel ins Rectum einführen.

Falls Ihnen vom Arzt Antibiotika oder eine spezielle Candida-Kur verordnet wurde, kann Aloe vera-Saft dazu beitragen, die Darmflora schneller zu regenerieren.

Was Sie sonst noch tun können

Um sich wohl zu fühlen, brauchen Candida-Pilze vor allem Zucker und helle Mehlsorten. Indem Sie diese Nahrungsmittel meiden, entziehen Sie der Candida ihre Grundlage.

Sie sollten aber unbedingt den Arzt aufsuchen. In den ersten 2 Wochen wird er Ihnen eine spezielle Anti-Pilz-Diät vorschreiben. Knoblauch und Meerrettich sind bekannt als Bakterien- und Pilzkiller und sollten bei keiner Candida-Diät fehlen. Meiden Sie Kaffee und Schwarztee. Sie sind stark säurebildend und schädigen den Körper. Nach der Darmsanierung sollten Sie darauf achten, nicht die gleichen Ernährungsfehler zu begehen wie zuvor. Ist der Darm gesund, kann der Candida-Pilz mit den anderen vorhandenen Darmbakterien in ausbalancierter Symbiose leben.

Um den Darm gründlich von allen Schlacken zu befreien, setzen Naturheilkundler auf eine Colon-Hydro-Therapie. Der Darm wird mit einem speziellen Gerät durchspült. Erkundigen Sie sich vorher genau, welcher versierte Heilpraktiker oder Arzt dafür in Frage kommt.

Chronisch entzündliche Darmerkrankungen

Dieser Sammelbegriff steht hauptsächlich für den Reizdarm, die Colitis ulcerosa und den Morbus Crohn. Die Colitis ulcerosa ist eine mit Geschwürbildung einhergehende Entzündung des Dickdarms, die häufig schubweise verläuft. Hauptsächlich ist der Mastdarm betroffen. Der Morbus Crohn unterscheidet sich von der Colitis ulcerosa dadurch, dass der gesamte Darm von Entzündungen befallen sein kann. Neben starken Durchfällen und Gewichtsverlust stehen hier auch starke Bauchschmerzen im Vordergrund. Die Gefahr eines Darmverschlusses ist hier relativ oft vorhanden. Bei beiden Krankheiten kann manchmal nur eine Operation helfen, wenn sie zu spät erkannt worden sind. Die Ursachen der Erkrankungen sind bislang noch nicht vollständig geklärt. Einerseits vermutet man eine Vererbung, andererseits spielen gestörte Autoimmunmechanismen eine wesentliche Rolle. Beim Morbus Crohn lässt sich häufig falsche Ernährung im Kindesalter nachweisen, aber auch seelische Belastungen in Kindheit und Jugend lassen den Bauchbereich erkranken. Die Probleme bleiben »unverdaut« und setzen sich im Darm fest.

Die Schulmedizin behandelt die Erkrankungen mit Sulfonamiden und Cortison, die beide eine Schwächung des Abwehrsystems herbeiführen. Leider werden von den meisten Ärzten keine begleitenden

Therapien angeboten, um die Darmflora zu stärken. Deshalb müssen Sie sich selbst darum kümmern. Gerade bei den chronisch entzündlichen Darmerkrankungen ist die Unverträglichkeit ballaststoffreicher Nahrung sowie von Obst und Gemüse sehr groß. Um diese Probleme zu umgehen, bietet sich der Einsatz von Aloe vera zur Nahrungsergänzung besonders gut an.

Aloe vera-Anwendungen

Nehmen Sie begleitend zur schulmedizinischen Indikation täglich 40 ml Aloe vera-Saft ein. Sie können den Saft über einen langen Zeitraum einnehmen, ohne schädliche Nebenwirkungen befürchten zu müssen.

Bei einem empfindlichen Darm kann es in den ersten Tagen der Aloe vera-Trinkkur zu verstärkter Darmtätigkeit kommen. Verringern Sie in diesem Fall die Dosis, aber brechen Sie die Einnahme keinesfalls ab. Sie werden nach circa einer Woche eine Besserung verspüren. Zur Stabilisierung der seelischen Energien können Sie Aloe vera-Blütenessenzen einsetzen.

Was Sie sonst noch tun können

- In rezidivfreien Zeiten sollten Sie regelmäßig darmstärkende Tees trinken.
- Meiden Sie tierische gesättigte Fette. Sie bewirken die Ausscheidung der so genannten »Fettstühle«.
- Meiden Sie blähende Speisen sowie scharfe Gewürze und salzhaltige Kost.
- Milchprodukte mit hohem Lactosegehalt verursachen Durchfall. Steigen Sie deshalb auf Kefir und Sojaprodukte um.
- Genussgifte wie Nikotin, Kaffee und Alkohol sollten Sie Ihrem Wohlbefinden zuliebe ganz von Ihrem Speiseplan streichen. Sie rauben Ihnen Energie, die Sie dringend zur Regeneration Ihrer Abwehrkräfte benötigen.
- Süßigkeiten können Darmmykosen erzeugen und schädigen die Darmflora unnütz. Der starke Zuckergehalt fördert den sowieso schon vorhandenen Blähbauch.
- Gegen die ständigen Durchfälle kann ich aus eigener Erfahrung das homöopathische Mittel Graphites D12, 1-mal täglich empfehlen.

Haben Sie weitere Fragen? Hier eine Adresse:

Deutsche Morbus Crohn/Colitis ulcerosa Vereinigung (DCCV)
Paracelsusstr. 15
D-51375 Leverkusen
Tel.: 02 14/8 76 08-0
Fax: 02 14/8 76 08-88
E-Mail: info@dccv.de
Internet: www.dccv.de

Darmstörungen: Durchfall & Verstopfung

Plötzlich auftretender Durchfall ist ein Weg des Körpers, sich von Giftstoffen zu befreien. In den meisten Fällen liegt eine Virusinfektion vor. Sie sollten dem Darm 2 Tage Zeit lassen, um sich zu regenerieren. Nehmen Sie nur Zwieback, Mineralwasser, Tee und Aloe vera-Saft zu sich.

Aloe vera-Anwendung
Während der akuten Phase nehmen Sie 3-mal täglich 1–2 Teelöffel Aloe vera-Saft. Später können Sie die Dosis steigern. Von der homöopathischen Aloe können Sie zu Beginn 5-mal täglich 5 Globuli nehmen, später 2-mal täglich.
Stress und unverdaute Probleme verursachen ebenfalls Durchfall!
Chronische Verstopfung gilt als Zivilisationserkrankung der westlichen Welt. Fast Food, Süßigkeiten und Bewegungsmangel unterstützen die Trägheit des Darms. Schnell wird zum Abführmittel gegriffen, was einen Gewöhnungseffekt zur Folge haben kann. Bei ständiger Verstopfung gelangen die Darmgifte ins Blut und sind Auslöser für viele Krankheiten.

Aloe vera-Anwendung
Verwenden Sie den Aloe vera-Saft über einen längeren Zeitraum.
Tägliche Dosis circa 40 ml über den Tag verteilt. Das normalisiert in der Regel die Verdauung.

Sie können vorübergehend auch die medizinische Aloe anwenden in Form von Schwedenkräutern oder Aloe-Pulver. Letzteres nur sehr vorsichtig anwenden. Die medizinische Aloe wirkt im Dickdarm und regt die Peristaltik an.

Trinken Sie täglich 2 bis 3 Liter Tee und Mineralwasser, das schwemmt die Giftstoffe aus dem Körper und regt die Darmtätigkeit an.

Überlegen Sie, ob es Probleme gibt, die Sie nicht loslassen wollen. Diese setzen sich oftmals im Darm fest!

Erfrierungen

Lange Spaziergänge bei herrlichem Winterwetter können viel Spaß bringen. Leider kann die Kälte ganz unbemerkt an einigen Körperstellen zu kleinen Erfrierungen führen. Gerade an den Knien bilden sich schnell Frostbeulen, und auch die Ohrläppchen sind empfindlich und anfällig für Erfrierungen. Um Dauerschäden zu vermeiden, sollten Sie Erfrierungen nicht auf die leichte Schulter nehmen.

Aloe vera-Anwendung
Behandeln Sie die betroffenen Stellen mit Aloe vera-Gel, in das Sie 10 ml D-Panthenol verrühren. So wird ganz schnell neues Hautgewebe gebildet, und die Haut kann regenerieren.

Vorbeugen
Wie wir wissen, ist Vorbeugen besser als Heilen. Das trifft hier besonders zu. Schützen Sie sich ausreichend vor Kälte, wenn Sie lange Winterspaziergänge machen wollen. Tragen Sie das Aloe vera-Heatgel von Forever Living Products auf. Das hat eine durchblutende, wärmende Wirkung und lässt die Gelenke geschmeidig bleiben.

Erschöpfungszustände

Wir alle kennen Tage, an denen uns Antriebsschwäche und Lustlosigkeit zu schaffen machen. Meistens gehen sie so rasch wieder, wie sie gekommen sind. Es gibt allerdings Menschen, die ständig unter dem Erschöpfungssyndrom leiden. Dieser Zustand ist unbedingt behandlungsbedürftig. Die Schwäche kann sowohl körperlich wie geistig vorhanden sein. Die Betroffenen haben das Gefühl, dass sie den Alltag nicht mehr bewältigen können. Selbst der nächtliche Schlaf bringt keine Erholung.

Aloe vera-Anwendungen

Aloe vera-Blütenessenz hilft bei geistiger Erschöpfung. Nehmen Sie täglich zwischen den Mahlzeiten 5 bis 10 Tropfen pur oder in etwas Wasser ein.

Zur körperlichen Stärkung eignet sich der Aloe vera-Saft, am besten mit Papayasaft der Firma Alova. Der kaltgepresste Saft schafft es, den Kreislauf wieder in Schwung zu bringen. Schlackenstoffe werden wieder besser abtransportiert und die Sauerstoffaufnahme erhöht.

Dosierung:

Wenn Sie den Aloe vera-Saft mit Papaya von Alova bekommen können, trinken Sie 2-mal täglich 25 ml. Aber nicht zu spät am Abend, sonst sind Sie so fit, dass Sie in der Nacht nicht schlafen können.

Wenn Sie den normalen Saft ohne Papaya haben, trinken Sie 3-mal täglich 25 ml. Wenn Sie nach 3 Wochen merken, dass es Ihnen besser geht, können Sie so dosieren, wie es die jeweilige Firma auf die Flasche angegeben hat.

Achten Sie aber immer darauf, dass Sie auch immer reinen Aloe vera-Saft trinken. Mindestgehalt an Aloe vera: 90 %.

Was Sie sonst noch tun können

– Gehen Sie so oft wie möglich spazieren, damit die Sauerstoffzufuhr in Ihrem Körper erhöht wird. Je mehr Sauerstoff die Zellen einlagern, umso weniger schlapp fühlen Sie sich.
– Eine weitere therapeutische Maßnahme wäre eine Lichttherapie. Wenn Sie mögen, gehen Sie 1-mal wöchentlich auf die Sonnenbank.
– Lassen Sie beim Arzt abklären, ob Ihre Blutwerte in Ordnung sind. Besonders Eisenmangel schlägt sich in Müdigkeit nieder.

- Wenn Sie körperlich erschöpft sind, helfen Wechselbäder oder Duschen mit ätherischen Ölen. Schauen Sie im Aroma-Anwendungsteil nach einem geeigneten Rezept.
- Zusätzlich zu Ihrer Aloe vera-Saft-Behandlung können Sie Spirulina-Algen nehmen. 3 bis 4 g täglich helfen Ihnen, die Erschöpfung zu überwinden. Spirulina enthält sehr viel Chlorophyll und regt damit die Sauerstoffversorgung der Zellen an.
- Bei geistiger Erschöpfung sollten Sie überlegen, warum Sie so erschöpft sind. Hier gilt es, sich Zeit für sich zu nehmen. Yoga kann sehr hilfreich sein, das innere Gleichgewicht wiederzufinden. Allerdings ist auch bei geistiger Erschöpfung eine gute Sauerstoffversorgung wichtig. Das macht die Gedanken wieder klar.
- Aromaöle können auch dazu beitragen, den Kopf frei zu bekommen und den Geist zu stärken. Geben Sie dazu einige Tröpfchen reines ätherisches Öl in eine Duftlampe oder mischen Sie sich ein Pulsbalsam an. Siehe Kapitel Aromatherapie.

Fußpilz

Wer sich häufig in Schwimmbädern oder in der Sauna aufhält, ist möglicherweise auch schon mit Fußpilz in Berührung gekommen. Leider ist der sehr hartnäckig und erfordert eine langwierige Behandlung. Aloe vera besitzt antimykotische Eigenschaften, die dem Fußpilz den Garaus machen.

Aloe vera-Anwendung

Tragen Sie mit einem Wattestäbchen Aloe vera-Saft oder Gel auf die betroffenen Stellen auf. Wiederholen Sie diesen Vorgang mehrmals täglich. Gönnen Sie sich auch ein Fußbad mit Aloe vera-Saft und einigen Tropfen Teebaumöl. Teebaumöl wirkt fungizid und bekämpft zusammen mit Aloe vera intensiv den unangenehmen Fußpilz.

Was Sie sonst noch tun können

- Achten Sie unbedingt darauf, dass Ihre Füße auch zwischen den Zehen trocken sind. Pilze gedeihen vorwiegend im feuchten Milieu.

– Ziehen Sie Strümpfe immer nur einmal an und lassen Sie ruhig mal etwas frische Luft an die Füße.

Grippale Infekte

Jeder von uns wurde sicher schon einmal von einem grippalen Infekt heimgesucht. Es gibt aber Menschen, die es bei jedem kleinen Wind- und Kältehauch erwischt. Meistens ist dafür ein nicht intaktes Immunsystem verantwortlich. Warum eine Abwehrschwäche besteht, müsste gesondert analysiert werden. Wenn Sie nichts dagegen unternehmen, werden sogar harmlose Beschwerden chronisch und sind nicht mehr völlig behandelbar. Allerdings sollte eine Antibiotikabehandlung immer die allerletzte Möglichkeit sein. Bedenken Sie, dass Ihr Immunsystem auch durch Überlastung geschwächt werden kann. Wenn Sie sich in diesen geschilderten Situationen befinden, ist eine Trinkkur mit Aloe vera-Saft geeignet zur Vorbeugung und Kräftigung bei bestehenden Beschwerden.

Aloe vera-Anwendungen

Trinken Sie in den Zeiten, in denen Sie anfällig für Infektionen sind, eine tägliche Aloe vera-Saft Dosis von insgesamt 100 ml. Mischen Sie den Aloe vera-Saft mit frischen Obst- und Gemüsedrinks. Schauen Sie im Rezeptteil dieses Buches nach einem passenden Aloe vera- Drink. Diese Kur sollten Sie mindestens 3 Monate durchführen.

Was Sie sonst noch tun können

– Achten Sie auf gesunde Kost, die Ihnen Kraft gibt. Meiden Sie energieraubende Süßigkeiten, Alkohol und Nikotin.
– Bei akuten Erkältungen können Sie sich äußerlich anzuwendende Salben mit Aloe vera-Gel anmischen. Siehe Kapitel Aromatherapie.
– Meiden Sie große Menschenansammlungen und desinfizieren Sie die Raumluft mit Teebaumöl, Weihrauch und Myrrhe.

Hämorrhoiden

Die unangenehm juckenden und manchmal auch blutenden Hämorrhoiden werden von vielen Betroffenen oft verschwiegen und nicht ernst genommen. Sie entstehen durch Gefäßstauungen und Entzündungen. Bei Menschen, die unter Verstopfung leiden, verursachen die verdickten Venenknötchen starke Schmerzen. Aloe vera kann in diesem Bereich wertvolle Hilfe leisten.

Aloe vera-Anwendungen

Trinken Sie täglich 30 bis 40 ml Aloe vera-Saft. Der wirkt regenerierend auf die Darmschleimhaut und sorgt für eine regelmäßig Verdauung.

Führen Sie frische Aloe vera-Gelstücke ins Rectum ein. Diese lindern den Juckreiz und lassen die Knötchen abschwellen. Falls Sie keine Frischpflanze zur Verfügung haben, können Sie auch fertiges Aloe vera-Gel benutzen. In den Läden, die Hobbythekprodukte führen, bekommen Sie leere Zäpfchenhüllen. Dort hinein füllen Sie das fertige Gel und legen es einige Zeit in den Kühlschrank. Dann können Sie bei Bedarf die Zäpfchen einführen. Um den Anus herum sollten Sie nach der Reinigung jedes Mal Aloe vera-Gel auftragen, um die strapazierte Haut sofort zu beruhigen. So beugen Sie auch Entzündungen am After vor.

Was Sie sonst noch tun können

- Eine sorgfältige Analhygiene sollte selbstverständlich sein.
- Sorgen Sie für eine geregelte Verdauung.
- Sitzbäder mit einem Schuss Aloe vera-Saft und Teebaumöl wirken entzündungshemmend und lindern den Juckreiz.
- Benutzen Sie weiches Toilettenpapier, auf das Sie einige Tropfen Aloe vera-Saft oder etwas Gel auftragen.
- Begleitend können Sie ein homöopathisches Mittel einnehmen: Natrium phosphoricum D6, 2-mal täglich je 5 Globuli.

Insektenstiche

Wie lästig in den warmen Sommermonaten Insekten sein können, wissen wir wohl alle. Einige Menschen ziehen die Blutsauger aber regelrecht an und sind übersät mit Stichen, die dann nicht immer harmlos bleiben. Es gibt viele gut gemeinte Ratschläge, die aber in den seltensten Fällen helfen.

Aloe vera kann vorbeugend und zur Behandlung eingesetzt werden. Schon die Naturvölker rieben sich mit Aloe vera-Saft von Kopf bis Fuß ein, wenn sie lange unterwegs waren. Die Aloe vera enthält einen bestimmten Geruch, der auf Insekten abstoßend wirkt.

Aloe vera-Anwendungen

Wenn Sie sich im Freien aufhalten, sollten Sie unbedeckte Körperpartien vorher mit Aloe vera-Gel einreiben. Sie sollten sich aber nicht parfümieren, sonst kommen die Plagegeister doch noch an Sie heran. Wenn Ihnen das häufige Einreiben zu mühsam und klebrig ist, können Sie von der Firma Forever Living Products das Aloe-First Spray benutzen. Das lässt sich großflächig auftragen und klebt nicht.

Wenn Sie schon Stiche davongetragen haben, sollten Sie Aloe vera-Gel mit einigen Tropfen Teebaumöl mischen und auf die Stiche auftragen. Das verhindert Entzündungen und stillt den Juckreiz. Wiederholen Sie die Anwendung, so oft Sie mögen.

Um die Biester abzuschrecken, helfen Räucherstäbchen, die es speziell auch für den Garten oder Balkon gibt. Meistens mit Citronella, das auch Insekten abschreckt.

Nagelbettentzündung

Die Nagelhaut ist täglich vielen Einflüssen ausgesetzt, die schädigend sein können. Weil sie ungeschützt ist, ist sie besonders empfindlich. Deshalb braucht sie behutsame Pflege. Wenn die Nagelhaut durch Schnitte oder Puhlen verletzt ist, dringen rasch Keime in die tieferen Schichten ein, und das Nagelbett entzündet sich bis hin zur Eiterbildung.

Aloe vera-Anwendungen

Zur Vorbeugung sollten Sie sich ein pflegendes Öl anmischen und die Nagelhaut täglich mindestens 1-mal damit massieren. Am besten vor dem Schlafengehen, dann kann das Öl länger wirken.

Nagelölmischung:

15 ml Aloe vera-Ölauszug, 5 Tropfen Teebaumöl, 5 Tropfen Vitamin E Acetat der Hobbythek, 3 Tropfen Glycerin.

Bei akuten Entzündungen Aloe vera-Gel dick auftragen und mehrmals wiederholen. Nach jedem Händewaschen oder Geschirrspülen die Hände mit einer Aloe vera-Handcreme behandeln.

An den Händen befindet sich kein Unterhautzellgewebe, und die Haut ist dort besonders dünn und neigt zum Schrumpeln.

Man sagt auch im Volksmund, das Alter eines Menschen wird an seinen Händen sichtbar.

Neurodermitis

Neurodermitis wird inzwischen von den Medizinern als eine Fehlfunktion des Immunsystems bezeichnet. Den eigentlichen Auslöser herauszufinden, ist immer noch sehr schwierig und gelingt oft nicht. Besonders Nahrungsmittelunverträglichkeiten können Neurodermitis auslösen, aber auch Umweltgifte und andere Schadstoffe kommen dafür in Frage.

Aloe vera kann Neurodermitis nicht endgültig heilen, aber die unangenehmen Begleitsymptome kann sie lindern.

Aloe vera-Anwendung

Zur Stabilisierung des Immunsystems sollten Sie täglich 30 bis 40 ml Aloe vera-Saft aus biologischem Anbau trinken.

Gegen den Juckreiz und die Schwellungen können Sie unparfümiertes reines Aloe vera-Gel in den Kühlschrank legen und bei Bedarf auf die betroffenen Stellen auftragen.

Was Sie sonst noch tun können

– Bei starken Neurodermitisschüben sollten Sie vom Arzt einen Test durchführen lassen, ob Sie eventuell Darmpilze haben.
– Meiden Sie zu viel Zucker, Zitrusfrüchte, Alkohol, Zigaretten und gehärtete Fette.
– Salz aus dem Toten Meer löst schuppige Stellen.
– Benutzen Sie unparfümierte Pflegeprodukte.

Hilfreiche Adressen:
Deutscher Neurodermitisbund e. V. (DNB)
 Spaldingstr. 210
 D-20097 Hamburg
 Tel.: 0 40/23 08 10
 HautLine: 01 90/25 10 51 (0,62 €/Min.; Talkline)
 Fax: 0 40/23 10 08
 E-Mail: info@dnb-ev.de
 Internet: www.dnb-ev.de

Deutsche Haut- und Allergiehilfe e. V.
 Gotenstr. 164
 D-53175 Bonn
 Tel.: 02 28/36 79 10
 Fax: 02 28/36 79 19-0
 E-Mail: DHA-DSL@t-online.de

Deutscher Allergie- und Asthmabund e.V. (DAAB)
 Hindenburgstr. 110
 D-41061 Mönchengladbach
 Tel.: 0 21 61/81 49 40
 Fax: 0 21 61/81 49 43-0
 E-Mail: info@daab.de
 Internet: www.daab.de

Schuppenflechte

Genau wie bei der Hauterkrankung Neurodermitis ist der wohl unangenehmste Teil der Schuppenflechte der Juckreiz und das optische Erscheinungsbild. Die Schuppenflechte ist eine nicht ansteckende Hauterkrankung. Bislang sind nicht alle Ursachen erforscht, aber Studien haben gezeigt, dass es sich primär um eine erbliche Erkrankung handelt, was allerdings nicht ausschließt, dass auch Menschen eine Schuppenflechte bekommen können, die nicht erblich vorbelastet sind. Außerdem wurde festgestellt, dass neben Stressfaktoren ein erhöhter Anteil von entzündungsfördernden Eiweißen und ein beschleunigtes Zellwachstum für das typische Erscheinungsbild der Schuppenflechte verantwortlich sind.

Aloe vera kann dazu beitragen, die Symptome zu lindern.

Aloe vera-Anwendungen

Um die Zellen zu regenerieren und die Immunabwehr zu stärken, sollten Sie den Aloe vera-Saft trinken. Tägliche Dosis: 40 bis 50 ml.

Gegen den oft unerträglichen Juckreiz können Sie Mullbinden in Aloe vera-Saft tränken und über Nacht auf die juckenden Stellen wickeln. Tagsüber tragen Sie das reine Aloe vera-Gel nach Belieben auf. Die Schleimstoffe der Aloe vera wirken beruhigend und feuchtigkeitsspendend auf die Haut. Auf die juckende Kopfhaut träufeln Sie den puren Aloe vera-Saft, vermischen Sie eventuell ein paar Tropfen Teebaumöl mit dem Saft.

Was Sie sonst noch tun können

– Versuchen Sie auf keinen Fall, die Haut auszutrocknen, damit verschlimmern Sie das Hautbild.
– Salz aus dem Toten Meer kann als Badezusatz Abhilfe schaffen.
– Neuerdings werden Sitzbäder mit kleinen schuppenfressenden Fischen angewendet, um der Schuppenflechte beizukommen. Diese Behandlungen sind sehr erfolgreich.

Sonnenbrand

Obwohl die Berichterstattung über das immer größer und damit gefährlicher werdende Ozonloch in den Medien ein ständiges Thema ist, scheint das viele Menschen unberührt zu lassen. Sie lassen sich jeden Sommer wieder in der Sonne brutzeln und fügen ihrer Haut damit einen nicht wieder gutzumachenden Schaden zu. Abgesehen von dem großen Feuchtigkeitsverlust und der damit verbundenen Hautalterung rächt sich die Haut in späteren Jahren möglicherweise mit einem Hautkrebs.

Aloe vera kann bei Sonnenbrand schnelle Hilfe leisten. Die Schleimstoffe wirken entzündungshemmend und spenden Feuchtigkeit. Besser wäre es allerdings, es gar nicht zum Sonnenbrand kommen zu lassen. Aloe vera sollte meines Erachtens nach in allen Sonnenschutzprodukten enthalten sein.

Aloe vera-Anwendungen

Bei leichten Verbrennungen tragen Sie stündlich reines Aloe vera-Gel dick auf die betroffenen Partien auf.

Zur Vorbeugung mischen Sie Ihrer Sonnencreme Aloe vera-Gel bei. Sie können sich auch vor dem Auftragen der Sonnenmilch zuerst mit Aloe vera-Gel oder -Saft einreiben, um der Haut viel Feuchtigkeit zu geben. Aloe vera bietet zwar einen leichten Sonnenschutz, aber ein Sonnenschutzprodukt mit hohem Lichtschutzfaktor ist trotzdem unerlässlich.

Was Sie sonst noch tun können

- Bei starken Verbrennungen können Sie Aloe vera als Erste-Hilfe-Maßnahme verwenden, aber danach sollten Sie gleich einen Arzt aufsuchen. Öffnen Sie Brandblasen nicht eigenmächtig.
- Vorbeugen ist besser als Heilen. Dieser Satz gilt ganz besonders beim Sonnenbaden.

Stoffwechselstörungen

Unsere Nahrung wird durch den Stoffwechselvorgang im Körper umgewandelt in andere lösliche Stoffe. Das größte Stoffwechselorgan ist die Leber. Hier findet der Hauptentgiftungsprozess statt. Wenn Funktionsstörungen durch Schadstoffe vorliegen, kann der Stoffwechselvorgang nicht reibungslos ablaufen. Es entstehen Gift- und Schlackenstoffe, die sich im Darm und in den Verdauungsorganen Gallenblase und Leber ablagern.

Wichtig ist, eine vernünftige Lebens- und Ernährungsweise herzustellen und Entgiftungsmaßnahmen einzuleiten. Aloe vera kann den Entgiftungsprozess günstig beeinflussen.

Aloe vera-Anwendung:

Trinken Sie zu Beginn der Entgiftungsmaßnahme circa 60 bis 70 ml Aloe vera-Saft pro Tag. Nach 4 Wochen können Sie zur normalen Dosierung übergehen: 30 bis 40 ml täglich.

Was Sie sonst noch tun können

– Trinken Sie 2 bis 3 Liter pro Tag. Am geeignetsten sind Tees und Mineralwasser. Nur so können Giftstoffe ausgeschwemmt werden.
– Bach-Reinigungsblüte: Crab Apple, 3-mal täglich 5 bis 8 Tropfen.
– Lassen Sie durch Ihren Arzt abklären, wodurch die Stoffwechselstörungen ausgelöst wurden. Meistens liegt eine jahrelange Fehlernährung zugrunde. Leider macht sich dieser »Fehltritt« erst nach Jahren bemerkbar, und eine Behandlung ist deshalb oft sehr langwierig.

Strahlenschäden

Dass übermäßige Strahlenbelastung den Organismus erheblich schädigen kann, ist inzwischen hinlänglich bekannt.

Wer in seinem Umfeld Krebspatienten erlebt hat, weiß, wie strapaziös diese Behandlung für das Gewebe und das Immunsystem ist. Der New Yorker Professor Eric Block bewies in klinischen Versuchen, dass die Behandlung von Strahlenschäden mit Aloe vera die Zellerneuerung und die Heilung des Gewebes schneller vorantreibt als andere Substanzen. Aloe vera ist in der Lage, tiefer in die Zellschichten vorzudringen, als es anderen Wirkstoffen möglich ist.

Dr. Wolfgang Wirth berichtet sehr eindrucksvoll von den Heilerfolgen der biogen stimulierten Aloe bei Strahlenschädigungen.

Aloe vera-Anwendungen

Um die Abwehrkräfte von innen heraus zu stärken, sollten Sie während einer Strahlenbehandlung eine Trinkkur mit Aloe vera-Saft durchführen. Eine Dosis von täglich 50 bis 60 ml sollte es während der ersten Behandlungsphase schon sein. Danach ist eine weitere Aloe vera-Saft-Kur ratsam. Dosis: 30 bis 40 ml pro Tag.

Zur äußerlichen Behandlung verwenden Sie das reine Aloe vera-Gel. Achten Sie auf gute Qualität (empfehlenswert sind zum Beispiel Produkte der Firmen Santaverde, Forever Living Products oder Pharmos). Streichen Sie das Gel mehrmals täglich dick auf die betroffenen Stellen auf.

Was Sie sonst noch tun können

– Nehmen Sie zum Entladen des Körpers Salzbäder.
– Achten Sie auf calciumhaltige Ernährung. Calcium wird dem Organismus durch die Strahlenbelastung vermehrt entzogen und muss wieder aufgefüllt werden.

Übersäuerung

Säuren sind Schlacken, die hauptsächlich im Binde- und Fettgewebe abgelagert werden. Dadurch entstehen Stauungen im Blutkreislauf und in der Lymphe. Die Sauerstoffversorgung des Gewebes nimmt ab, und die Zellen sterben wegen Unterversorgung ab.

Übersäuerung kann im Extremfall zum Tode führen. Daher ist der Ausspruch »Basen sind Leben, Säure ist Tod« durchaus treffend. Falsche Ernährung, Stress und Bewegungsmangel sind die Hauptursachen für eine Übersäuerung der Körperflüssigkeiten. Aloe vera wirkt entschlackend und trägt zur Entsäuerung bei.

Aloe vera-Anwendungen

Trinken Sie über einen längeren Zeitraum täglich 30 bis 50 ml Aloe vera-Saft. Als zusätzliche Maßnahme sollten Sie in den ersten 4 bis 6 Monaten 5 Spirulina-Tabletten täglich einnehmen. Sie wirken stark basisch und schaffen eine schnelle Reinigung.

Was Sie sonst noch tun können

- Sie erhalten in der Apotheke Teststreifen, um Ihren Urin auf Übersäuerung zu kontrollieren.
- Nach dem Motto »Nur nicht sauer werden« schalten Sie nach Möglichkeit Stressfaktoren aus.
- Achten Sie auf eine ausgeglichene Kost. Basisch wirken Kartoffeln, Blattsalate, Gemüse, Obst, Molke.
- Meiden Sie Schokolade, Weißmehlprodukte, Kaffee, Industriezucker, Wurst, tierisches Eiweiß.
  Anmerkung: Einen gewissen Säureanteil braucht der Körper allerdings.

Verbrennungen

Zu Verbrennungen kommt es häufig im Haushalt, beispielsweise beim Bügeln, aber auch bei einigen beruflichen Tätigkeiten sind Verbrennungen an der Tagesordnung. Deshalb ist es wichtig, eine schnelle, wirksame Hilfe zur Hand zu haben. Bei Verbrennungen ersten Grades machen sich leichte Rötungen und Schmerzen bemerkbar. Eine Verbrennung zweiten Grades liegt vor, wenn sich zusätzlich zu den Schmerzen und Rötungen auch Brandblasen zeigen. Sind alle Hautschichten betroffen, liegt eine Verbrennung dritten Grades vor. Die Haut sieht verkohlt aus und muss sofort im Krankenhaus versorgt werden. Meistens stellt sich bei großflächigen Verbrennungen ein starker Schüttelfrost ein.

Aloe vera-Anwendungen

Am hilfreichsten ist das frische Blattgel aus der Aloe vera-Pflanze. Schneiden Sie das Blatt auf und legen Sie es direkt auf die betroffenen Stellen.

Wenn Sie keine Aloe vera zur Hand haben, können Sie Aloe vera-Gel aus der Tube benutzen. Wichtig ist, dass Sie kein Cremegemisch verwenden, in dem nur ein geringer Anteil Aloe vera-Gel enthalten ist.

Reinigen Sie die betroffenen Stellen unter fließend kaltem Wasser, so verhindern Sie, dass die Aloe vera wegen ihres hohen Penetrationsvermögens Bakterien und Schmutz in die Zellen einschleust.

Tragen Sie nun das Gel dick auf die Verbrennungen auf. Wiederholen Sie das Auftragen mehrmals.

Behandeln Sie die betroffenen Stellen auch nach Abklingen der Beschwerden weiter mit Aloe vera-Gel. So vermeiden Sie Narbenbildung. Sollten Sie bei Verbrennungen Narben davontragen, weil die Verletzungen vielleicht nicht sachgemäß behandelt werden konnten, kann das Gel auch im Nachhinein noch sehr hilfreich sein.

Was Sie sonst noch tun können

– Zur weiteren Unterstützung können Sie ein homöopathisches Mittel einnehmen. Am häufigsten wird Urtica urens D6 empfohlen. Beginnen Sie damit, alle 10 Minuten 5 Globuli **oder** eine Tablette **oder** 10 Tropfen einzunehmen. Wenn die Schmerzen nachlassen, nehmen Sie das Präparat nur nach Bedarf.

– Um den ersten Schock zu mildern, können Sie auch die Bachblüten-Notfalltropfen nehmen.

Hierzu ein Erfahrungsbericht:

Bei einer großen Verbraucher-Messe in Hamburg half ich einer Freundin an ihrem Bücherstand. Schräg gegenüber war ein Stand mit Spitzendeckchen aus dem Erzgebirge. Täglich sah ich die Dame am Verkaufsstand ihre Deckchen bügeln. Eines Tages sah ich sie mit leidender Miene am Stand stehen. Sie bedeckte ihre Hand ständig mit einem Taschentuch. Als ich mir die Hand ansah, erschrak ich zunächst. Die Dame hatte sich beim Bügeln verbrannt, und die Blasen fingen an zu eitern. Ich empfahl ihr, sich schnellstens Aloe vera-Gel zu besorgen und mit der Behandlung zu beginnen. Das tat sie nach anfänglicher Skepsis auch. Am nächsten Tag erkundigte ich mich nach ihrem Befinden, und wenn ich die schlimme Verbrennung nicht selbst gesehen hätte, hätte ich es nicht geglaubt. Bis auf eine ganz leichte Rötung war nichts mehr zu erkennen. Die Frau war nicht nur glücklich, sondern lief überall herum und erzählte von der schnellen Aloe vera-Heilung.

Verletzungen

Leichte Verletzungen wie Schürfwunden, blaue Flecken oder Schnittwunden lassen sich mit Aloe vera-Gel gut behandeln. Aloe vera hat blutstillende Wirkung und lindert den Schmerz sofort. Das Wachstum neuer Hautzellen wird von Aloe vera stimuliert und lässt Wunden schneller heilen.

Aloe vera-Anwendung
Wunde reinigen, dann dick Aloe vera-Gel auftragen. Den Vorgang häufig wiederholen. Wenn Sie eine Aloe vera-Pflanze haben, schneiden Sie in benötigter Größe ein Stück vom Blatt ab, trennen Sie den Dornenrand ab, halbieren Sie es quer und legen es mit der Gelseite auf die verletzten Stellen.

Auch wenn die Wunde etwas blutet, können Sie das Aloe vera-Gel auftragen. Bei blauen Flecken können Sie dem Gel einige Tropfen Teebaumöl hinzufügen.

Was Sie sonst noch tun können
Gerade bei diesen leichteren Verletzungen, die häufiger vorkommen, zeigt sich, ob Ihre Hausapotheke einsatzfähig ist. Aloe vera wird auch als »Erste-Hilfe-Pflanze« bezeichnet, deshalb sollte eine Tube reines Aloe vera-Gel in keiner Hausapotheke fehlen.

Falls Sie einen leichten Schock bekommen haben, können Sie sofort ein paar Bachblüten-Notfalltropfen einnehmen. Wiederholen Sie bei Bedarf die Einnahme.

Völlegefühl/Magendruck

Völlegefühl und Magendruck entstehen in den meisten Fällen durch übermäßiges und schwer verdauliches Essen. Statt des üblichen Verdauungsschnäpschens können Sie nun durch Aloe vera die Verdauungssäfte anregen. Schon kurze Zeit später verspüren Sie eine erhebliche Erleichterung im Magen- und Darmtrakt.

Das sollte aber kein Freifahrtschein dafür sein, regelmäßig über die Stränge zu schlagen. Irgendwann streikt dann auch der stärkste Magen.

Aloe vera-Anwendung

Wenn Sie zu Verdauungsproblemen neigen, sollten Sie nicht erst auf den Druck im Magen warten, sondern sofort nach dem Essen 2 Schnapsgläschen Aloe vera-Saft trinken.

Was Sie sonst noch tun können

– Werden Sie häufiger von Magendruck geplagt, sollten Sie unbedingt von Ihrem Arzt klären lassen, woran das liegt. Lässt sich keine gravierende Erkrankung feststellen, können Sie auf ein paar wirksame Hausmittel zurückgreifen:
– Meiden Sie blähende und zu fette Speisen.
– Geben Sie gemahlenen Kümmel an die Speisen. Er macht die Gerichte bekömmlicher.
– Pfefferminze trägt auch sehr zur Verdauung bei; zum Beispiel als Tee oder ätherisches Öl verwenden.
– Achten Sie auf eine regelmäßige Verdauung. Dabei hilft Ihnen der Aloe vera-Saft.

Wechseljahrsbeschwerden

Die Wechseljahre beginnen bei Frauen mit unregelmäßigen Blutungen bis zum vollständigen Ausbleiben der monatlichen Periode. Häufig stellen sich vor und während dieser Umstellungszeit unangenehme Begleiterscheinungen ein. Die Beschwerden basieren immer auf einer Störung des hormonellen Gleichgewichts. Am unangenehmsten sind die plötzlich auftretenden Hitzewallungen, aber auch Antriebsschwäche, Schlafstörungen, Ödeme und Gemütsschwankungen tragen zum Unwohlsein bei.

Inzwischen gibt es wissenschaftliche Studien, die belegen, dass auch Männer einer hormonellen Umstellung unterliegen und bei ihnen die gleichen Probleme auftreten können wie bei Frauen. Unterschiedlich ist nur, dass die Umstellung nicht so rapide erfolgt und daher der hormonelle Schock ausbleibt. Alles geht etwas schleichender vonstatten und fängt bei den meisten Männern auch etwas später an. Ab etwa dem 55. Lebensjahr machen sich bei Männern die Wechseljahre langsam bemerkbar. Die Libido nimmt ab. Einige klagen unter Potenzstörungen. Leider wollen die meisten Männer nicht wahrhaben, dass diese Störungen mit der hormonellen Umstellung zu tun haben.

Als Begleittherapie ist Aloe vera aber auf jeden Fall unentbehrlich. Gerade die Antriebslosigkeit wird durch die gesunden Inhaltsstoffe beseitigt und bringt den Stoffwechsel in Schwung. Aber auch die kleinen Wehwehchen, die sich mit zunehmendem Alter einstellen, werden durch eine Trinkkur mit dem Aloe vera-Saft gemildert oder sogar beseitigt.

Aloe vera-Anwendungen

Zur Stabilisierung des Gemüts können Sie auf die Aloe vera-Blütenessenzen zurückgreifen. Nehmen Sie täglich 3-mal 10 Tropfen.

Zur Stärkung Ihres körperlichen Gleichgewichts ergänzen Sie Ihre tägliche Nahrung durch den Aloe vera-Trinksaft. 3-mal täglich vor oder zwischen den Mahlzeiten 20 ml pur oder in Wasser oder Fruchtsaft verdünnt trinken.

Nach 3 Wochen werden Sie eine deutliche Verbesserung Ihres Allgemeinbefindens feststellen. Sie können die Aloe vera-Saftkur zusätzlich mit 5 g Spirulina ergänzen. Diese Kombination bietet Ihnen alle wertvollen Bioaktivstoffe, die Sie jetzt brauchen.

Was Sie sonst noch tun können

– Ob eine Hormonbehandlung sinnvoll ist oder nicht, sollten Sie mit Ihrem Arzt besprechen. Der Aloe vera-Saft und Spirulina kurbeln die Körperfunktionen an, und es kann durchaus reichen, wenn Sie es mit Pflanzenhormonen probieren, die vor allem in Sojapräparaten enthalten sind. Machen Sie aber keine Experimente auf eigene Faust. Vor einer Hormoneinnahme sollte immer die eingehende Beratung stehen.

– Akzeptieren Sie, dass die Wechseljahre eine natürliche Abfolge des Lebens sind, und treten Sie in einigen Dingen etwas kürzer. Sehr hilfreich können auch Yoga- und andere Meditationsübungen sein.

- In dem Wort Wechseljahre deutet sich ja eine Richtungsänderung an, und viele lenken ihre Aufmerksamkeit auf andere Gebiete, die sie vorher nicht beachtet oder vernachlässigt haben.
- Wichtig ist eine gesunde Ernährung, die dem Körper hilft, die Umstellung zu bewältigen.
- Leichte körperliche Bewegung bringt Sauerstoff in die Zellen und verhindert, dass sich freie Radikale ausbreiten.

Windelausschlag

Aloe vera ist ein hervorragendes Heilmittel für wunde Babypopos. In dem feucht-warmen Klima einer Windel gedeihen Pilze und Bakterien besonders gut. Die zarte, empfindliche Babyhaut wird rasch wund und entzündet sich. Es bilden sich kleine Bläschen und Pusteln, die mit fetten Cremes allein nicht zu beseitigen sind. Aloe vera ist ein Naturheilmittel, das der Babyhaut nicht schadet.

Aloe vera-Anwendungen
Streichen Sie die betroffenen Stellen dick mit Aloe vera-Gel ein. Im akuten Zustand sollten Sie die Windeln häufig wechseln und dabei jedes Mal den Po dick mit Aloe vera-Gel einreiben. Das Gel kühlt und regeneriert die Haut in kurzer Zeit. Der Heilungsprozess setzt sofort ein.

Zur Vorbeugung:
Nach der Reinigung können Sie den Babypo mit einem Aloe vera-Öl getränkten Wattebausch betupfen, oder rühren Sie eine Aloe vera-Babycreme ohne Konservierungsstoffe an:

Fettphase: 9 g Emulsan II, 10 g Ceralan oder Bienenwachs, 10 g Walratersatz, 50 ml Sojaöl, 20 ml Aloe vera-Öl. Davon 20 g abnehmen.

Wasserphase: 20 ml destilliertes Wasser.

In die fertige Creme 30 Tropfen Aloe vera-Saft einrühren. Ohne Konservierung hält die Creme 10 Tage im Kühlschrank. – Wie Sie diese Creme herstellen können, erfahren Sie auf Seite 110.

Zahnfleischentzündung

Zahnfleischentzündungen können sehr schmerzhaft sein und sollten nicht auf die leichte Schulter genommen werden. Allzu schnell kann sich eine Parodontose entwickeln, die schwer zu bekämpfen ist. Die Hauptursache für Probleme im Mundraum sind Keime. Diese setzen sich in den Zahnzwischenräumen fest und lassen sich mit der normalen Zahnbürste meistens nicht wirklich entfernen.

Aloe vera-Anwendungen

Wenn Sie ein Aloe vera-Frischblatt haben, trennen Sie das Gel heraus und kauen Sie es gründlich, sodass es sich gut im Mundraum verteilt (nicht schlucken).

Nach dem Zähneputzen regelmäßig mit Aloe vera-Trinksaft gurgeln. Sie können auch ein paar Tröpfchen Teebaumöl zum Gurgeln mit in den Trinksaft geben. Über Nacht streichen Sie Aloe vera-Gel auf das Zahnfleisch. So können sich die Zellen über Nacht regenerieren. Benutzen Sie regelmäßig Aloe vera-Zahncreme. Nach einiger Zeit werden Sie bemerken, dass Ihr Zahnfleisch fester wird.

Was Sie sonst noch tun können

– Tun Sie sich selbst einen guten Dienst und gehen Sie regelmäßig zur Kontrolle zum Zahnarzt.
– Wechseln Sie regelmäßig und häufig Ihre Zahnbürste aus. Benutzen Sie für die kleinen Zwischenräume Zahnseide.

EIN PAAR WORTE ZUM THEMA AIDS UND KREBS

» Wunderheilungen gibt es nur sehr selten.«

Hin und wieder hört man in den Medien Berichte über Spontanheilungen oder Heilungen, die ohne schulmedizinische Maßnahmen erfolgt sein sollen. Gerade Erkrankungen wie Aids und Krebs lassen sich schwer therapieren, und so ist es nicht verwunderlich, dass die Betroffenen auch außerhalb der Schulmedizin nach Behandlungsmöglichkeiten suchen, um geheilt zu werden.

Die schulmedizinischen Therapien haben alle sehr starke, aggressive Nebenwirkungen, die das Immunsystem außer Kraft setzen.

Da wir aus Körper und Seele bestehen, müssen wir auch für beides ein Therapieangebot haben. Deswegen möchte ich noch einmal auf die ganzheitliche Behandlung kranker Menschen hinweisen. Ich habe in meinem Umfeld sehr viele Frauen erlebt, die an Krebs erkrankt waren, und leider sind 3 davon bereits gestorben. Vor so genannten Wunderheilungsversprechen euphorischer Leute kann ich nur warnen. Viele wecken damit unberechtigte Hoffnungen. Was ich allerdings ebenso unverzeihlich finde, ist, dass Mediziner keine naturheilkundliche Begleittherapie anraten.

Neben den notwendigen schulmedizinischen Maßnahmen muss unbedingt eine Stabilisierung des Immunsystems erfolgen. Genau hier können Nahrungsergänzungsmittel wie Aloe vera oder Spirulina ansetzen. Wenn Sie Ihren Organismus durch ungesunde Nahrung zusätzlich schwächen, wird auch Ihr Potenzial schwinden, die Krankheit zu überstehen.

Deshalb kann Ihnen zur Stabilisierung des Immunsystems Aloe vera in Kombination mit Spirulina eine Stütze sein, damit sich Ihr allgemeines Wohlbefinden steigert und Sie in der Lage sind, besser mit der Krankheit umzugehen. Denken Sie aber auch daran, dass sich in Ihrem Bewusstsein etwas ändern muss, so schmerzlich das manchmal sein kann. Krebszellen sind keine kranken Zellen im eigentlichen

Sinne, sondern ein unkontrolliertes Zellwachstum, das irgendwann ein Eigenleben begonnen hat.

Der Berliner Pharmazeut Wolfgang Wirth schreibt in seinem Buch: »Durch Anti-Krebs-Präparate zerfallene Krebszellen können Toxine bilden. Diese bedeuten Vergiftungsgefahr. Injizierter Aloe-Extrakt wirkt antitoxisch! Es ist daher zu empfehlen, Antikrebspräparate mit Aloe-Injektionen zu kombinieren.«

Ich finde, jeder Kranke sollte diese Informationen erhalten, um eine Entscheidungsmöglichkeit zu haben, allerdings immer in dem Bewusstsein, keine Wunder erwarten zu können.

Ein weiteres Beispiel für eine positive Wirkung von Aloe vera, Spirulina und Grassäften zeigt Halima Neumann in ihrem Buch »Stop Krebs, MS, Aids«. Sie war selbst schwer krebskrank, und es ging ihr so schlecht, dass sie nach Alternativen suchte und auch fand. Sie beschreibt in ihrem Buch sehr eindrucksvoll die Wirkung der Nahrungsergänzungsmittel.

Wegen dieser guten Erfahrungen erlaube ich mir auch als Nichtmedizinerin, darüber zu berichten, da es die Mediziner meistens nicht tun. Allerdings möchte ich dazu auch sagen, dass die Ärzte einfach zeitlich nicht in der Lage sind, eine intensive Rundum-Beratung zu leisten. Denn leider bekommen sie für seelische Fürsorge keine Bezahlung. Insofern ist unser ganzes Gesundheitssystem krank.

Keine Heilung ohne ganzheitliche Betrachtungsweise

Krankheit entsteht immer zuerst in der Seele und sucht sich erst dann den Weg nach außen auf die körperliche Ebene. Krankheit ist daher ein Signal, sein Leben zu überdenken und eventuell zu verändern.

Ich kann aus eigener Erfahrung berichten, dass sich mit der Bewusstseinsveränderung auch die Erkrankung verändert und sogar zum Stillstand kommen kann.

Gehen Sie stets liebevoll mit sich und Ihrem Körper um. Das fängt, so banal es klingen mag, mit der Ernährung an. Es ist Ihr Leben, und niemand außer Ihnen ist dafür verantwortlich! Sie können nur den Dingen, Menschen, Krankheiten usw. begegnen, denen Sie innerlich

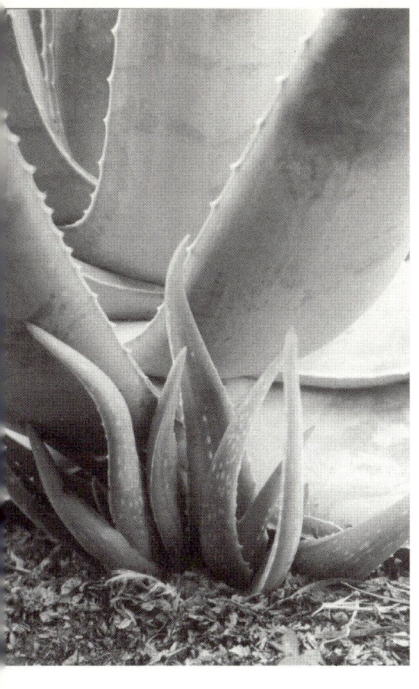

entsprechen. Das ist Ihr Potenzial, mit dem Sie arbeiten können. Machen Sie das Beste daraus!

DIE BIOGEN STIMULIERTE ALOE

In der Pharmazie ist die Aloe-Pflanze keine Unbekannte. Sie wird erfolgreich als Abführmittel eingesetzt und ist auch in dem bekannten Schwedenbitter enthalten. Allerdings wird zur pharmazeutischen Verarbeitung nicht die *Aloe vera barbadensis* verwendet, sondern die *Aloe capensis.*

Der experimentierfreudige russische Augenarzt Professor Wladimir Filatow begründete in den 1940er Jahren die Gewebetherapie und machte dabei erstaunliche Entdeckungen. Er untersuchte jahrelang die Eigentümlichkeiten von isolierten Organen und Geweben. Was zunächst für die Augenheilkunde gedacht war, ließ sich auch auf andere Körperfunktionen übertragen. Die Entdeckung war folgende:

Wenn beispielsweise frisch geerntete Aloe-Blätter bei niedrigen Temperaturen über 12 bis 15 Tage in einem dunklen Raum gelagert werden, vollzieht sich in den Blättern ein biochemischer Umbau, der die Bildung von biologisch hochaktiven Verbindungen zur Folge hat. Diese biologischen Stoffe werden auch dann nicht zerstört, wenn der aus diesen Aloe-Blättern gewonnene Saft gekocht, verdampft und wieder in Flüssigkeit zurückverwandelt wird. Obwohl nach diesem Behandlungsprozess viele Stoffe, wie Hormone, Eiweiß und Salz, nicht mehr nachweisbar sind, bleiben die Stimulatoren nicht nur erhalten, sondern verstärken ihre biologischen Eigenschaften sogar um ein Vielfaches. Verbinden sich diese nun mit den heilkräftigen Inhaltsstoffen der Aloe, entfalten diese biogen stimulierten Stoffe eine umfangreiche Wirkung auf die Funktion des gesamten Organismus.

Der Pharmazeut Wolfgang Wirth hat die Gewebetherapie nach Professor Filatow neu aufgegriffen und weiterentwickelt. Das Ergebnis hat er in einem Brevier zusammengefasst. Er fand heraus, dass es sich bei den biogenen Stimulatoren um Botenstoffe (Neurotransmitter) handelt, die nach dem Prinzip der Regularmoleküle des Immunsystems ihre Wirkung entfalten. Dies geschieht in erster Linie über das Zentralnervensystem, aber auch in den Geweben und über die Haut.

Biogen stimulierte Aloe-Extrakte werden als Injektionstherapien angewandt. Wolfgang Wirth beschreibt in seinem Brevier » Mit Aloe heilen « zahlreiche Erfahrungen bei Erkrankungen, denen mit schulmedizinischen Mitteln allein nicht beizukommen ist. Wie in der Homöopathie ist auch hier das Hauptziel, das eigene Immunsystem zu stärken. Wenn Sie eine Behandlung mit biogen stimulierter Aloe in Erwägung ziehen, sollten Sie keine Selbstmedikation vornehmen. Suchen Sie einen Heilpraktiker oder Arzt für Naturheilkunde auf, um über Diagnose und Anwendung zu beraten. Nach dem Gespräch ist es durchaus möglich, sich die Spritzen selbst zu setzen, da es, wie beim Diabetiker, subkutan verabreicht wird.

In der Apotheke erhalten Sie Aloe-Presssaft aus dem Saft frischer, biogen stimulierter Aloe-Blätter. Auch Kosmetika auf der Basis biogen stimulierter Aloe sind in der Apotheke erhältlich (siehe unter Bezugsquellen).

Aloe im Schwedenbitter

Dieses alte Heilmittel aus Urgroßmutters Zeiten ist in den letzten Jahren wieder zu Ehren gekommen. Es gibt den großen und den kleinen Schwedenbitter. Aloe ist nur im kleinen Schwedenbitter enthalten. Schwedenkräuter setzen sich aus einer Mischung von Heilpflanzen zusammen, die einzeln recht selten zur Anwendung kommen. Erst durch ihre einzigartige Wirkstoffkombination, die durch Alkohol freigesetzt wird, erhält der Schwedentrunk seine heilkräftigen Eigenschaften.

Kleiner Schwedenbitter

Zusammensetzung: 10 g Aloe, 5 g Myrrhe, 0,2 g Safran, 10 g Sennesblätter, 10 g Kampfer, 10 g Rhabarberwurzel, 10 g Zittwerwurzel, 10 g Manna, 10 g Theriak venezian, 5 g Eberwurzel, 10 g Angelikawurzel.

Manchmal wird statt Aloe auch Wermut- oder Enzianwurzel verwendet. Achtung: Bei Kampfer darf nur Naturkampfer verarbeitet werden.

Die Schwedenkräuter werden mit 1 1/2 Litern 38 bis 40%igem Obst- oder Kornbranntwein in einer weithalsigen Zweiliterflasche angesetzt. Dieser Aufguss muss 2 Wochen an einem warmen Platz (Sonne oder Herdnähe) stehen. Die Mischung muss mehrmals täglich kräftig geschüttelt werden. Nach der zweiwöchigen Reifezeit wird er abgeseiht und in dunkle Apothekerfläschchen abgefüllt, fest verschlossen und kühl aufbewahrt. Mit zunehmender Reife entfaltet der Schwedenbitter immer stärker seine Heilkraft.

Was bewirken Schwedenkräuter?

Der Schwedenbitter ist ein allgemeines Stärkungsmittel und aktiviert die Abwehrkräfte. Er hilft bei Verdauungsproblemen, bei Erkältungen, Nierenbeschwerden, Rheuma und vielen anderen Beschwerden. Sie können den Schwedenbitter auch äußerlich anwenden. Sehr empfehlenswert sind Umschläge bei Schnittwunden, Insektenstichen, Rückenschmerzen, feuchten kalten Füße usw.

Man kann den Schwedenbitter auch vorbeugend nehmen. Morgens und abends einen Teelöffel Schwedenbitter mit Wasser verdünnt oder mit einer Tasse Tee trinken.

Sie können Schwedenbitter auch fertig in der Apotheke kaufen. Achten Sie darauf, dass auch wirklich Aloe enthalten ist.

Die Legende des Schwedenbitters

Mindestens 2 Ärzten des 17. Jahrhunderts wird die Entdeckung des Schwedenbitters zugeschrieben. Dr. Urban Hijärne und Dr. Claus Samst studierten beide in Upsala und waren große Anhänger des deutschen Arztes und Naturforschers Paracelsus. Diese schwedischen Ärzte arbeiteten mit Kräutern, und Dr. Hijärne war sogar Leibarzt des schwedischen Königshauses. Beide Ärzte wurden unglaublich alt. Dr. Hijärne starb mit 83 Jahren, und Dr. Samst war 104 Jahre alt, als er bei einem Reitunfall zu Tode kam. Nach seinem Tod fand man die geheimen Schriften, die sich wie ein Lauffeuer unter den Naturärzten und deren Patienten verbreiteten.

In unserer Zeit war es die Österreicherin Maria Treben, die den Schwedenbitter erfolgreich einsetzte.

Aloe in spagirisch hergestellten Elixieren

Das Wort »Spagyria« kommt aus dem Griechischen und bedeutet so viel wie *trennen* (spao) und *verbinden* (ageiro). Das Verfahren der spagirisch hergestellten Heilmittel kommt aus der Alchimie. Der bekannte Alchimist Paracelsus und auch der berühmteste Seher des Mittelalters, Nostradamus, stellten Lebenselixiere her, die nach dem alchimistischen Prinzip »Löse und Binde« zubereitet wurden. Die Verwendung der Aloe spielte im Lebenselixier des Nostradamus eine wichtige Rolle. Noch heute werden diese Elixiere des Nostradamus hergestellt. Wo Sie sie bekommen, erfahren Sie unter Bezugsquellen.

Zur Herstellung eines Elixiers werden die gereinigten Pflanzenteile zerkleinert und durch Zugabe von Spezialhefen zur Gärung gebracht. Nachdem ein alkoholischer Sud entstanden ist, wird er destilliert, die Rückstände werden anschließend getrocknet und verascht. Danach wird das Destillat mit der Asche gemischt, und wenn sich die Mineralsalze gelöst haben, wird es gefiltert. Die gewonnene Essenz unterliegt einem Reifungsprozess von mehreren Wochen und wird dann potenziert.

Ziel war es, die geistige Essenz der Pflanze zu bewahren. Durch dieses spezielle Verfahren soll die Heilinformation der Pflanze, zum Beispiel der Aloe, in Kombination mit anderen Heilpflanzen so transformiert werden, dass sie statt der körperlichen die seelisch-geistige Ebene anspricht. Die Essenz setzt bestimmte Energien frei, durch die die Regulationskräfte in uns aktiviert werden. Das wirkt sich besonders auf das Nervensystem und die Stimmungslage des Menschen aus. Alles kommt wieder in ein harmonisches Gleichgewicht.

Die normale Dosierung beträgt 8 Tropfen, die direkt auf die Zunge geträufelt oder mit etwas Wasser eingenommen werden. Nicht mit Metall in Berührung bringen.

ALOE IN DER HOMÖOPATHIE

Während die Schulmedizin Gegenmittel zur Bekämpfung von Krankheiten einsetzt, gilt in der Naturheilkunde das Ähnlichkeitsgesetz. Der Begründer der Homöopathie Dr. Samuel Hahnemann wählte diesen Begriff, weil er übersetzt so viel bedeutet wie *Heilen mit Ähnlichem.*

Während die Schulmedizin ihre Behandlungsform nur auf das vorhandene Symptom richtet, erfasst die Homöopathie den gesamten Menschen und versucht zusätzlich, das Immunsystem zu stärken, um dem Körper selbst die Chance zu geben, sich mit der Erkrankung auseinander zu setzen.

Die spezielle Methode der Homöopathie ist die schrittweise Verdünnung (Potenzierung) der Mittel. Das geschieht wie folgt: Die Ursubstanz wird mit Wasser oder Alkohol verdünnt und dann verschüttelt. Dabei wird die Schwingungsfrequenz der Ursubstanz auf die Trägersubstanz übertragen. Die Verdünnung 1:10 wird als D1 bezeichnet. Je höher die Potenz, umso intensiver ist die Wirkung des Mittels.

Homöopathisches Aloe-Mittel der DHU

Stammpflanze:	*Aloe socotrina, Aloe ferox oder Aloe africans Mill.*
Verwendeter Bestandteil:	Saft der getrockneten Blätter
Wirkstoffe:	Emodin, Aloin und Harz
Darreichungsform:	Tabletten, Globuli, Tropfen, Ampullen
Hauptindikation:	Akute Gastroenteritis, Dysenterie, Pfortaderstauung, Hämorrhoiden, Colitis simplex, Incontinentia alvi
Übliche Dosierung:	D6, 3- bis 5-mal täglich 1 Tablette, 8 Tropfen oder 5 Globuli; D12, 1-mal täglich 1 Tablette, 5 Globuli oder 8 Tropfen

Welche Dosierung für Sie die richtige ist, sollten Sie mit Ihrem Arzt oder Heilpraktiker besprechen.

Leider stößt das Wirkprinzip der homöopathischen Mittel bei der wissenschaftlich ausgerichteten Schulmedizin immer noch auf Kritik, obwohl die Erfolge nicht von der Hand zu weisen sind. Gerade Kinder und Tiere sprechen meistens sehr gut auf eine Behandlung mit Naturheilmitteln an. Trotzdem ist die Naturheilmedizin kein Allheilmittel. Aber parallel zur Schulmedizin kann oft viel erreicht werden. Besonders bei einigen chronischen Erkrankungen haben sich homöopathische Begleitmittel bewährt.

Im Rahmen der Gesundheitsreform der letzten Jahre, die eine zunehmend höhere Eigenbeteiligung an den Arzneimittelkosten verlangt, wenden sich viele Menschen immer öfter an naturheilkundige Ärzte. Es tut den Patienten gut, wenn sich auch jemand um ihre Seele kümmert und nicht nur um das körperliche Symptom.

Abgesehen davon, dass homöopathische Mittel nicht annähernd so teuer sind wie die üblichen Medikamente der Pharmaindustrie, können auch so genannte Konstitutionsmittel der Homöopathie längerfristig angewandt werden, ohne schädliche Nebenwirkungen befürchten zu müssen. Diese Mittel unterstützen den Körper, um seine Schwächen auszugleichen und zu regenerieren. Durch die ausführliche Anamnese bei der Erstuntersuchung, die nicht selten über eine Stunde dauern kann, werden auch problematische Themen berücksichtigt, die im ersten Moment scheinbar nichts mit der akuten Erkrankung zu tun haben. Durch diese intensive Analyse gelangt man an die Wurzel des Übels und kann es längerfristig beheben. Fühlt man sich da als Patient nicht viel geborgener als bei einem Gespräch von 2 Minuten, die dem normalen Arzt bleiben, um überhaupt wirtschaftlich existieren zu können?

ALOE VERA-BLÜTENTHERAPIE

Eine ganzheitliche Behandlungsweise erfasst auch die Seele eines Menschen. Das Interesse an ganzheitlichen Therapien weist seit einigen Jahren eine stetig steigende Tendenz auf. Die Seele gehört zum feinstofflichen Bereich des Menschen und bedarf einer anderen Behandlungsform als ein gebrochenes Bein.

Anfang der 1930er Jahre entwickelte der englische Arzt Dr. Edward Bach ein System, das für diesen seelischen Bereich geeignet schien. Es handelt sich dabei um die bis heute bekannte und immer erfolgreicher angewandte Bachblüten-Therapie. Der Schwerpunkt seiner Blütentherapie liegt darin, negative Gemütszustände zu beheben, die für die eigentliche Krankheit verantwortlich sind. Die richtige Bachblüte wirkt wie ein Schlüssel, der in das Schloss jener Tür passt, die zum dazugehörigen Seelenraum führt. Wenn in diesem Seelenraum zum Beispiel die Angst wohnt, sitzen die körperlichen Beschwerden als Entsprechung im Darm. Die Aufgabe wäre, herauszufinden, woher die Angst kommt, und eine ganzheitliche Therapie zu dieser Thematik zu erarbeiten. Bei Dr. Bach ist die Angstblüte Rock Rose, aber auch Mimulus und Mustard stehen für unbewusste Ängste.

Was sind Blütenessenzen?

Im Laufe seiner vielen Selbstversuche fand Dr. Bach heraus, dass bestimmte Blüten von wild wachsenden Pflanzen besondere Heilschwingungen enthalten. Seine entwickelte Methode war, die Träger-substanz Wasser mit den Heilschwingungen der Blüte zu verbinden. So entstanden die Blütenessenzen, die mit Alkohol stabilisiert werden.

Inzwischen gibt es die immer bekannter werdenden Kalifornischen Blütenessenzen. Blütenessenzen erhalten Sie in der Apotheke oder in speziellen Läden.

Anwendung der Aloe vera-Blütenessenz

Wenn die Aloe vera unter guten Bedingungen gehalten wird, bilden sich im August oder September die Blüten. Hieraus wird die Aloe vera-Blütenessenz hergestellt.

In unserem Herzen sind die feinstofflichen Lebensenergien konzentriert. Bei starkem Stress und Überarbeitungssymptomen bringt die Aloe vera-Blüte die schöpferischen Fähigkeiten des Herzens wieder ins Gleichgewicht. Aloe vera-Essenz steigert die ätherische Energie bei Müdigkeit und Erschöpfungszuständen.

Im körperlichen Bereich wirkt die Blüte ausgleichend zwischen Feuer und Wasser und gibt so neue Lebensenergie. Wasseransammlungen im Körper werden von der Aloe vera-Blütenessenz ausgeschwemmt.

Von der Firma Forever Living Products gibt es einen Aloe vera-Blütentee. Beigemischt sind: Zimt, Ingwer und Nelken. Diese sind für den Duft und Geschmack verantwortlich. Ferner kommen Kardamon, Fenchel, Kamille und Piment dazu. Der Tee enthält kein Koffein. Er schmeckt besonders lecker an kalten Winterabenden.

Es gibt folgende Aloe vera-Blütenessenzen:
- Kalifornische Blüte (Flower Essence Society (FES), USA)
- Blütenessenz von Dessert Alchemy (DA, Arizona
- Hawaiianische Blüte »Parini-awa' awa« von Aloha Flower Essences

Aloe vera in der Schönheitspflege

Der Wunsch des Menschen nach einer makellos schönen Haut besteht wohl seit jeher. Zeugnis dafür sind die überlieferten Schönheitsrezepte der Königinnen Nofretete und Kleopatra. Eine schöne Haut ist nicht nur optische Zierde, sondern sie ist auch Spiegel unserer Gesundheit.

Die Haut ist unser größtes Ausscheidungsorgan und erfüllt damit eine wichtige Funktion unseres Körpers. Um dieser Aufgabe nachzukommen, bedarf es eines gesunden Hautzustandes. Das geschieht einerseits durch gezielte und regelmäßige Pflege von außen, andererseits durch gesunde und vitale Ernährung. Nur so kann der Zellstoffwechsel funktionieren und die Haut von innen mit den nötigen Nährstoffen versorgen.

Wie wichtig und heilsam Aloe vera zur inneren Anwendung sein kann, haben Sie in diesem Buch ja schon erfahren. In diesem Teil des Buches wollen wir die pflegenden Eigenschaften der Aloe vera betrachten.

Was kann die Aloe vera mit ihren Bioaktivstoffen für unsere Haut tun?

Aloe vera hat allen anderen Wirkstoffen gegenüber einen riesigen Vorteil. Durch die besondere Penetrationsfähigkeit dringen die Wirkstoffe der Aloe vera tiefer in die Hautschichten ein. Sie üben somit eine bessere Regenerationstätigkeit aus, als herkömmliche Mittel es aufgrund ihrer oft zu großen Molekularstruktur leisten können.

Aloe vera ist in der Lage, neue Zellen zu aktivieren. Man spricht daher auch von einem Repaireffekt. Enzyme sorgen dafür, dass abgestorbene Hautzellen schneller abtransportiert werden. Die intensive Befeuchtung durch Aloe vera sorgt für ein strahlendes gesundes Aussehen der Haut.

Unsere Haut wird von einem Schutzmantel umgeben, der ein leicht saures Milieu haben muss, damit Bakterien und Pilze keine

Möglichkeit haben, tiefere Hautschichten zu schädigen. Aloe vera liegt in diesem sauren Bereich, und bei geschädigter Haut ist Aloe vera in der Lage, den Säureschutzmantel zu stabilisieren und wiederherzustellen.

Fertigprodukte oder selbst gerührt?

Kosmetika mit Aloe vera sind schon seit Jahren im Handel erhältlich. Leider wird der Endverbraucher

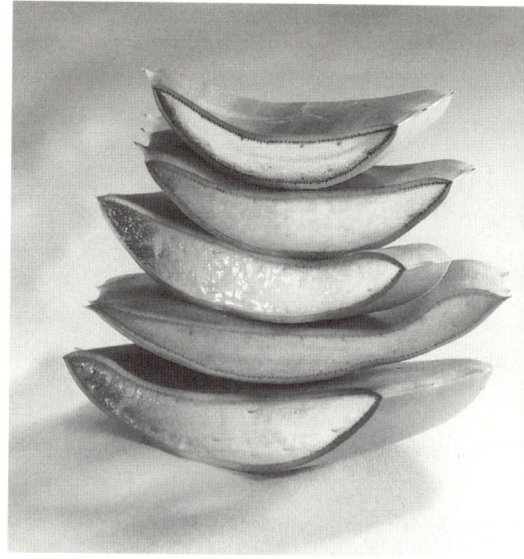

im Unklaren darüber gelassen, wie hoch der Aloe vera-Anteil in dem jeweiligen Produkt ist. Häufig befinden sich nur Spuren von 0,5 bis 5 % in einer Creme. Um die Wirkung der Bioaktivstoffe der Aloe vera überhaupt zu spüren, bedarf es eines Mindestanteils von 30 %.

Glücklicherweise gibt es jetzt Aloe vera-Kosmetikprodukte, die einen Wirkstoffanteil von mindestens 70 % aufweisen, und zwar von den Herstellern, die auch die Aloe vera-Saftprodukte liefern. Man tauscht dort den Wasseranteil gegen Aloe vera-Saft aus. Dieses Verfahren ist natürlich viel kostenintensiver, und so liegen die Preise sehr viel höher als bei vielen anderen Aloe vera-Produkten mit geringen Wirkstoffanteilen.

Ein weiterer erheblicher Kostenfaktor ergibt sich bei der Verwendung von biologisch angebauter Aloe vera.

Ich habe sehr viele Fertigprodukte getestet und wirklich erhebliche Qualitätsunterschiede festgestellt. Meine allgemeine Empfehlung: Benutzen Sie Produkte der Firmen, die auch die Trinksäfte herstellen. Die meisten von ihnen liefern sehr hochwertige Aloe vera-Pflegeprodukte. Fragen Sie beim Kauf nach dem Aloe vera-Anteil. Im Anhang finden Sie Adressen, wo Sie diese Kosmetika bekommen können.

Die Produkte

Aloe vera-Gel

Das inzwischen bekannteste Produkt ist sicher das Aloe vera-Gel. Es ist vielseitig verwendbar, aber dennoch kein Ersatz für eine Pflegecreme. Es dient vielmehr als Grundlage einer Aloe vera-Pflege, und es lassen sich viele Kombinationen damit herstellen. Pur zu verwenden ist es unter anderem bei Sonnenbrand (siehe Rezepte).

Die ursprüngliche Konsistenz des Aloe vera-Gels ist halbflüssig. Um es besser handhaben zu können, mischen die Hersteller dem Gel einen Verdicker zu, der entweder aus Gummi Arabicum, Xanthan oder Alginat besteht. Leider haben einige Firmen zu viel Verdicker in ihrem Aloe vera-Gel, sodass es Probleme beim Auftragen auf die Haut gibt. Nach dem Einreiben, besonders auf die Gesichtshaut, verbleiben viele kleine Gummiteilchen auf der Oberfläche, die nicht nur unappetitlich aussehen, sondern das Verteilen einer Pflegecreme oder eines Make-ups unmöglich machen. Verzichten Sie daher auf die glatte Konsistenz, die nur der Optik dient, und benutzen Sie Gel mit wenig oder ganz ohne Verdicker.

Das Pflegegel ist meistens in Tuben erhältlich, sodass eine saubere Entnahme möglich ist und das Gel nicht verkeimt. Das Aloe vera-Trinkgel hingegen wird in Flaschen angeboten. Unter der Bezeichnung Aloe vera-Gel gibt es auch wässrige Auszüge, die durch die Verdünnung wenig Bioaktivstoffe enthalten. Sie dienen zum Anrühren von Kosmetika oder zur Befeuchtung der Haut.

Anwendung des Aloe vera-Gels

Das Aloe vera-Gel ist für alle Hauttypen geeignet.

Wenn Sie das pure Aloe vera-Gel dick auf die Haut auftragen, wirkt es wie eine Gurkenmaske. Anschließend mit warmen Wasser abspülen und Creme auftragen.

Zur täglichen Pflege verwenden Sie das Aloe vera-Gel folgendermaßen: Geben Sie einen haselnussgroßen Klecks Gel in die Hand und mischen Sie dazu Ihre jeweilige Pflegecreme. Oder mischen Sie diesen Gelklecks mit ein paar Tropfen fettem Öl, tragen diese Mischung auf Gesicht und Halspartie auf, warten einen Moment und tragen dann Ihre Creme darüber. Diese Anwendung empfiehlt sich besonders für trockene und reifere Haut.

Aloe vera-Öl

Aloe vera-Öl ist ein Mazerat, das durch Einlegen der Pflanzenteile in ein fettes Basisöl, zum Beispiel Sojaöl oder Mandelöl, entsteht. Falls Sie in Besitz einer Aloe vera-Pflanze sind, können Sie sich diesen Ölauszug selbst herstellen. Sie bekommen Aloe vera-Öl aber auch in Läden, die die Hobbythekprodukte führen.

Die Herstellung:
Zutaten: 10 g frisches Aloe vera-Blattgel, 90 g kaltgepresstes Pflanzenöl Ihrer Wahl.

Beides mischen. Die Mischung in einem dunklen Gefäß gut verschlossen und lichtgeschützt aufbewahren. Hin und wieder etwas durchschütteln. Nach 2 Wochen wird das Gemisch durch ein Mulltuch klargefiltert und in dunkle Apothekerflaschen abgefüllt. Damit das Öl nicht ranzig wird, fügen Sie ihm einen Teelöffel Vitamin E Acetat zu, gut verrühren.

Anwendung und Wirkung:
Sie können mit dem Öl eine Massage durchführen, eventuell unter Zugabe einer ätherischen Ölmischung. Sie können es pur auf die Haut auftragen oder es für selbst gerührte Cremes und Lotionen verwenden. Aloe vera-Öl ist für alle Hauttypen mit Ausnahme der Aknehaut geeignet. Es wirkt hautglättend und gibt ein weiches Hautgefühl.

Aloe vera-Tinktur

Aloe vera-Tinktur ist ein alkoholischer Pflanzenauszug. Sie wird mit 70 % Alkohol im Verhältnis 1:10 angesetzt.

Die Herstellung erfolgt wie beim Aloe vera-Öl, nur eben mit Alkohol statt Öl. Da Alkohol eine konservierende Wirkung besitzt, müssen keine Konservierungsstoffe hinzugefügt werden.

Anwendung und Wirkung:
Aloe vera-Tinktur fördert den Heilungsprozess und kann pur auf Hautunreinheiten aufgetragen werden. Aloe vera-Tinktur ins Zahnputzglas tropfen, das desinfiziert den Mundraum und festigt das Zahnfleisch.
Aloe vera-Tinktur kann auch zur Herstellung von Rasierwasser benutzt werden. Kleine Wunden werden desinfiziert und heilen schneller ab.

Pflegeplan für Ihre Haut

Reinigung

Die Basis für eine effektive Hautpflege ist die gründliche und regelmäßige Reinigung der Haut. Nur wenn Schmutz, Talg und Unreinheiten entfernt werden, ist die Haut in der Lage, die ihr zugeführten Wirkstoffe auch aufzunehmen. Die Reinigung erfolgt je nach Hauttyp mit dem entsprechenden Produkt.

Fettige Haut:
Reinigungsgel: Hier handelt es sich um waschaktive Substanzen, die leicht schäumen und mit viel Wasser wieder abgewaschen werden müssen.

Normale Haut:
Reinigungsemulsion oder –milch: Kann auch mit lauwarmem Wasser abgespült werden.

Trockene, sensible und reife Haut:
Reichhaltige Reinigungsmilch oder –creme: Zunächst mit Zellstofftuch abnehmen und dann mit Wasser nachspülen.

Anwendung:
Abends das Reinigungsprodukt großzügig auf der Haut verteilen. Etwas einmassieren und wie bei den einzelnen Hauttypen beschrieben entfernen.

Gesichtswasser

Nach der Reinigung ist es wichtig, den Säureschutzmantel der Haut so rasch wie möglich wiederherzustellen. Deshalb sollte ein Gesichtswasser immer im leicht sauren Bereich liegen. Mit dem Zusatz von Aloe vera gelingt das besonders schnell. Ein Gesichtswasser ist kein Ersatz für eine Reinigung, denn es sollte die Poren schließen. Eine Reinigung soll die Poren leicht öffnen, um die Schmutz- und Talgpartikel zu lösen. Deshalb ist ein Gesichtswasser unbedingt notwendig. Es bereitet die Haut auf die nachfolgende Pflegecreme vor.

Es gibt im Handel ein vielfältiges Angebot an Gesichtswässern mit Aloe vera. Allerdings ist auch hier wieder nicht erkennbar, wie viel Aloe vera in dem Produkt enthalten ist. Deshalb rate ich auch hier zu Wässern der Firmen, die auch Aloe vera-Saft anbieten. Gerade Gesichtswässer lassen sich aber auch sehr leicht selbst herstellen (siehe Rezepte). Tragen Sie das Gesichtswasser mit einem Wattepad auf Gesicht und Hals auf. Danach tragen Sie die jeweilige Creme auf.

Tagescreme

Bei einer Tagescreme ist der Wasseranteil höher als der Fettanteil. Sie versorgt die Haut mit Feuchtigkeit und schützt vor dem Austrocknen. Außerdem dient eine Tagescreme als Grundlage für ein Make-up.

Nachtcreme

Bei einer Nachtcreme sind in der Regel der Nährstoffgehalt und der Fettanteil höher dosiert als in einer Tagescreme. In der Nacht soll sich die Haut regenerieren, genau wie unser Körper.

Peeling

1-mal wöchentlich sollten Sie sich ein Peeling gönnen, um die Haut von abgestorbenen Zellen und Unreinheiten zu befreien.

Tragen Sie das Peeling auf die trockene, gereinigte Haut auf. Feuchten Sie Ihre Finger leicht an und massieren Sie das Peeling sanft auf der Haut. Nach 1 bis 2 Minuten nehmen Sie das Peeling mit reichlich Wasser wieder ab, bis sich die Haut glatt anfühlt. Jetzt ist die Haut besonders aufnahmefähig und freut sich über eine Nähr- und Feuchtigkeitsmaske.

Maske/Packung

Der Begriff »Maske« stammt noch aus der Zeit, in der es nur Gesichtsmasken gab, die nach dem Auftragen fest wurden. Heute bevorzugt man Packungen, die auf der Haut weich bleiben. Packungen verbleiben circa 10 bis 15 Minuten auf der Haut und werden dann mit viel lauwarmem Wasser wieder abgenommen. Anschließend tragen Sie eine Ampulle oder Ihre Pflegecreme auf.

Aloe vera für die einzelnen Hauttypen

Aloe vera ist grundsätzlich für alle Hauttypen geeignet und somit in allen Pflegeprodukte einsetzbar. Es gilt lediglich, das richtige Pflegeprodukt für Ihren Hauttyp herauszufinden. Deshalb hier eine Kurzbeschreibung der einzelnen Hauttypen. Denken Sie daran, dass sich die Haut unter bestimmten Umständen verändern kann. Zum Beispiel stellt sich die Haut auf Sommer oder Winter genauso ein wie unser Organismus und reagiert dementsprechend. Auch Medikamente, Süßigkeiten oder fette Nahrung wirken sich auf das Hautbild aus.

Normale Haut

Sie zeigt ein gesundes Hautbild mit feinen Poren und guter Durchblutung. Sie ist relativ unempfindlich und zeigt keine Unreinheiten. Leider ist dieser Hauttyp nur noch selten zu finden. Zur Pflege reichen die normalen Aloe vera-Produkte. Die Aloe vera verleiht der Haut Stabilität und Feuchtigkeit.

Fettige Haut

Dieser Hauttyp weist eine Überfunktion der Talgdrüsen auf. Meistens sind junge Menschen davon betroffen. Wenn hier die nötige Pflege versäumt wird, bilden Keime, Talg und Schmutz schnell Hautunreinheiten. Ein Problem der fettigen und unreinen Haut ist, dass der Schutzmantel der Haut nicht mehr im sauren Bereich liegt, sondern durch das alkalische Milieu einen Nährboden für Bakterien und Keime liefert. Gerade hier kann die Aloe vera viel erreichen. Auf sehr fettige und unreine Partien tragen Sie reines Aloe vera-Gel auf. Die übrigen Partien versorgen Sie mit einer dünnen Aloe vera-Pflegeemulsion. Vermeiden Sie den Fehler, die Haut nur auszutrocknen. Sie produziert nur umso mehr Talg, da es einer natürlichen Talgschicht bedarf, um die Haut zu schützen und geschmeidig zu erhalten.

Mischhaut

Die Mischhaut ist etwas komplizierter zu behandeln, da sie sich aus 2 unterschiedlichen Hauttypen zusammensetzt. In der Mitte befindet sich die so genannte T-Zone: Stirn, Nase und Mund weisen fettige Haut auf. Die Wangen neigen dagegen zur Trockenheit.

Die T-Zone sollte daher wie die fettige Haut behandelt werden und die Wangen wie normale oder trockene Haut. Aloe vera dient bei der Mischhaut vor allem zur Regulierung der Haut. Das Aloe vera-Gel sollte für das gesamte Gesicht verwendet werden. Danach tragen Sie eine leichte Aloe vera-Creme auf die Wangen auf.

Trockene Haut

Die trockene Haut kann sowohl einen Mangel an Feuchtigkeit als auch an Hautfett aufweisen. Trockene Haut ist sehr dünn und neigt zu Knitterfalten. Meiden Sie unbedingt starke Sonnenbestrahlung und alles, was die Haut zusätzlich austrocknet. Tagsüber sollten Sie der trockenen Haut eine reichhaltige Aloe vera-Creme zuführen. Eventuell vorher noch etwas Aloe vera-Gel zur Tiefenbefeuchtung auftragen. Am Abend darf die Creme ruhig etwas fett- und lipidreicher sein.

Reifere Haut

Dieser vornehme Ausdruck meint die Haut, die zur Faltenbildung neigt oder bereits davon betroffen ist. Hier ist eine sorgfältige Pflege besonders wichtig. Mein Motto lautet daher: »Falten müssen weich gehalten werden.« Nur so verhindern Sie, wie Madame Plissee, die Vielfältige, auszusehen. Gepflegte Falten wirken nie abstoßend.

Die intensive feuchtigkeitsspendende Wirkung der Aloe vera hält die reife Haut geschmeidig. Sonnenbank oder ständiges Sonnenbaden im Sommer sollten jetzt Tabu sein, wenn Ihnen Ihre Haut wichtig ist.

Männerhaut

Männerhaut ist etwas anders strukturiert als die Haut von Frauen. Allein durch den starken Bartwuchs lassen sich dicke Cremes schlecht auf der Haut verteilen. Dennoch kann man immer häufiger beobachten, dass auch Männer zu empfindlicher Haut neigen. Leichte After Shave Balms mit Aloe vera befeuchten und glätten die Haut. Im Winter sollte eine leichte Aloe vera-Emulsion die Haut schützen.

Aloe vera-Kosmetik selbst gerührt

Wenn Sie sicher gehen möchten, dass Ihre Pflegeprodukte auch wirklich genügend Aloe vera enthalten, und Sie Spaß an selbst gerührten Cremes haben, sollten Sie einige Rezeptvorschläge aus diesem Buch ausprobieren.

Welche Gerätschaften benötigen Sie?

2 feuerfeste Bechergläser á 100 ml und eines á 250 ml. Ein Thermometer bis 100° C. 2 Glasrührstäbe, 2 bis 3 Cremespatel, vergällten Alkohol (Isopropylalkohol) zum Desinfizieren der Gläser und Cremedosen. Einige Dosen und Fläschchen zum Abfüllen der Produkte. Küchenwaage, die auf 2 Gramm genau abwiegt.

Woraus besteht eine Creme?

Eine Creme besteht immer aus einem Wasser- und einem Fettanteil. Wie hoch der jeweilige Anteil ist, hängt davon ab, ob die Creme eher feuchtigkeitsspendend sein oder eine fettende Wirkung ausüben soll.

Da Wasser und Fett sich nicht verbinden, benötigt man dazu einen Emulgator, daher auch der Begriff Emulsion. Ob eine Creme flüssig oder fest ist, liegt am Einsatz des Konsistenzgebers, zum Beispiel Bienenwachs, Walratersatz oder Cetylalkohol.

Die Fettphase

Dazu benötigen Sie ein fettes Öl, das Ihrem Hauttyp entspricht, zum Beispiel Jojoba-, Mandel-, Soja-, Hanf- oder Aloe vera-Öl.

Messen Sie die im Rezept angegebene Ölmenge ab und geben Sie diese in das Becherglas. In das Öl geben Sie außerdem den Emulgator sowie den Konsistenzgeber. Diese Mischung bringen Sie zum Schmelzen.

Die Wasserphase

Die Wasserphase besteht in der Regel aus destilliertem Wasser. Da wir einen hohen Aloe vera-Anteil in unsere selbst gerührten Produkte einmischen wollen, ersetzen wir das destillierte Wasser ganz oder teilweise durch Aloe vera-Saft. Diese Wasserphase wird in einem Becherglas auf 70° C erhitzt.

Nehmen Sie nun beide Bechergläser von der Herdplatte. Jetzt beginnt der Prozess des Rührens, der sehr entscheidend ist, ob eine Creme gelingt oder nicht.

Eine Creme entsteht

Desinfizieren Sie vor Beginn der Kosmetikherstellung alle Geräte und Dosen mit Alkohol. Rühren Sie die auf 70° C erhitzte Wasserphase tröpfchenweise vorsichtig in die Fettphase ein, nie umgekehrt. Nachdem Sie das vollzogen haben, rühren Sie die Emulsion so lange sehr kräftig, bis sie auf Handwärme abgekühlt ist. Erst jetzt dürfen die restlichen Wirkstoffe eingerührt werden.

Nun können Sie sich für einen leichten Konservierer entscheiden. Wenn Sie nicht gerade allergisch darauf reagieren, rate ich Ihnen zur Verwendung eines leichten Konservierers, denn sowie die Emulsion zusammengerührt ist, fängt die Zersetzung an. Auf einen Duft sollten Sie allerdings wirklich verzichten. Eventuell können Sie ein paar Tropfen echtes Rosenöl oder Lavendelöl zusetzen.

Körpermilch oder Reinigungsemulsion werden genauso angerührt wie eine Creme. Der Unterschied besteht darin, dass der Wasseranteil bei einer Milch höher ist und auch nicht so viel Konsistenzgeber gebraucht wird.

Kaltgerührte Aloe vera-Kosmetik

Im Gegensatz zu der gerade beschriebenen Methode der Cremeherstellung, der heißgerührten Arbeitsweise, gibt es für Eilige und Anfänger auch die Möglichkeit der kaltgerührten Kosmetikprodukte. Sie können dafür von der Hobbythek eine Grundlage bekommen, in die Sie die gewünschten Zutaten nur einzurühren brauchen.

Sie können aber auch erfrischende Liposomgele herstellen oder mit Hilfe eines Verdickers (Gelbildner oder Xanthan) Öl, Wasser und Emulgator in eine cremige Konsistenz bringen. Im Rezeptteil werden Sie diese beiden Methoden kennen lernen.

Duschgel/Shampoo

Beides wird kalt angerührt. Die Basis für beide Produkte ist die Gleiche, nur die Wirkstoffe, die zuletzt zugerührt werden, sind unterschiedlich.

Sehr viele Rezepte finden Sie in den Hobbythekbüchern von Jean Pütz.

REZEPTVORSCHLÄGE MIT ALOE VERA

Gesichtswasser

10 ml Aloe vera-Saft oder Gel und 5 ml Alkohol, am besten das kosmetische Basiswasser von der Hobbythek.

Beides vermischen. Dann die Wirkstoffe für den jeweiligen Hauttyp dazumischen. Nun können Sie 80 ml Flüssigkeit dazugeben.

Entweder einen Teeaufguss oder ein Hydrolat. Hydrolate sind Blütenwässer, die bei der Gewinnung von ätherischen Ölen entstehen, zum Beispiel Rosen-, Lavendel-, Orangenblüten- oder Hamameliswasser.

Der zugefügte Alkohol stabilisiert das Gesichtswasser, und es benötigt keinen Konservierer. Es hält etwa 2 bis 3 Monate.

Wirkstoffzusätze für fette und Mischhaut

1 TL D-Panthenol, 1 Messerspitze Harnstoff, 20 Tropfen Meristemextrakt.

Anmischen wie oben beschrieben, mit Hamameliswasser oder einem Teesud aus Salbei aufgießen.

Wirkstoffzusätze für normale bis leicht trockene Haut

1/2 TL Glycerin, 1 TL D-Panthenol, 20 Tropfen Seidenproteine, 10 Tropfen Da Zao.

Anmischen wie oben, mit Rosenwasser auffüllen.

Wirkstoffzusätze für sehr trockene und reifere Haut

1 TL Glycerin, 20 Tropfen Grüntee-Extrakt der Hobbythek, 1 TL Nachtkerzenfluid, 10 Tropfen Seidenproteine.

Anmischen wie oben. Alle Wässer sind geeignet.

Wirkstoffzusätze für sehr empfindliche Haut

10 ml Aloe vera-Saft, mit Calendula- oder Kamillenteesud aufgießen. 20 Tropfen Meristemextrakt hinzufügen. Keinen Alkohol, keinen Konservierer. Mischung in den Kühlschrank stellen und alsbald verbrauchen. Mischen Sie nur kleine Mengen an.

Wirkstoffzusätze für unreine Haut

40 ml Aloe vera-Saft, 10 ml kosmetischer Alkohol, 50 ml Pfefferminzwasser oder Teeaufguss Pfefferminze.

Gesichtswasser morgens und abends nach der Reinigung anwenden.

Kaltgerührte Aloe vera-Kosmetik

Aloe vera-Augengel á la Hobbythek

50 ml Wasser, 1/2 Messlöffel Gelbildner, 2 Messlöffel Aloe vera 10-fach Konzentrat der Hobbythek, 20 Tropfen Seidenproteine, 1 ml Glycerin, 1 Messlöffel D-Panthenol, 2 Messlöffel Vitamin E Fluid, 12 Tropfen Konservierer Parabene.

Morgens und abends vorsichtig um die Augen herum auftragen. Das Gel wirkt feuchtigkeitsspendend und glättend.

Aloe vera-Fluid Bodyspray

5 ml kosmetisches Basiswasser, 2 Messlöffel Lipodermin-Konzentrat, 14 Tropfen Paraben, 80 ml Hamameliswasser, 5 ml Aloe vera 10fach Konzentrat, 1 ml Vitamin-Fluid ACE, 2 ml Borretschöl-Fluid, 4 ml Glycerin, Messlöffel D-Panthenol.

Alle Zutaten der Reihenfolge nach verarbeiten. Das fertige Spray in einen Zerstäuber abfüllen. Vor Gebrauch schütteln.

Dieses flüssige Bodyspray ist für alle Hauttypen geeignet. Das Spray erfrischt die Haut und macht sie glatt und geschmeidig. Gerade für Eilige am Morgen ist es nach dem Duschen leicht zu verteilen und zieht schnell ein.

Feuchtigkeitscreme

50 ml Cremaba HT, 1 TL fertiges Aloe vera-Gel, 1 TL Jojobaöl, TL D-Panthenol, 1 TL Nachtkerzenöl-Fluid.

Alles der Reihe nach verrühren. Diese Creme kann als Tages- oder Nachtcreme benutzt werden.

Liposomengel

2 TL fertiges Aloe vera-Gel, 2 TL Lipodermin-Konzentrat HT, 1 TL Aloe vera-Öl oder Jojobaöl, 1 TL Nachtkerzenöl-Fluid.

Dieses Gel wirkt der Faltenbildung entgegen und wird jeweils unter der Tages- und Nachtcreme aufgetragen. Die Liposome können mit dem Aloe vera-Gel tiefer in die Haut eindringen und beeinflussen so schon die frischen Zellen, indem sie Feuchtigkeit abgeben und der Verhornung entgegenwirken.

Warmgerührte Aloe vera-Kosmetik

Aloe vera-Creme mit Sheabutter

3,5 g Emulsan (Emulgator), 3,5 g Sheabutter (Konsistenzgeber und Weichmacher), 2,5 g Bienenwachs, 17,5 g Mandelöl.

Diese Fettphase wie schon beschrieben in einem Becherglas schmelzen.

Für die Wasserphase benötigen Sie:

30 ml Aloe vera-Saft, 1 Messerspitze Allantoin.

Diese in einem Becherglas auf 70° C erhitzen. Wie beschrieben zusammenrühren, bei Handwärme folgende Wirkstoffe hinzufügen: 1/2 TL D-Panthenol, 10 Tropfen Seidenproteine, wenn Sie mögen ein paar Tröpfchen Rosenöl, 5 Tropfen Paraben.

Diese Creme eignet sich als Tagescreme für die trockene und reifere Haut. Für normale und leicht trockene Haut ist sie als Nachtcreme ausreichend. Sheabutter gibt ein besonders schönes Hautgefühl.

Aloe vera-Feuchtigkeitscreme

2,5 g Tegomuls (Emulgator), 2,5 g Walratersatz (Konsistenzgeber), 0,5 g (etwa ein erbsengroßer Klecks) Fluidlecithin Super, 17,5 g Mandel- oder Avocadoöl. Diese Fettphase in einem Becherglas schmelzen.

Für die Wasserphase brauchen Sie:

20 ml Aloe vera-Saft, 1/2 TL Vitamin E Acetat.

Diese Mischung auf 70° C erhitzen, dann so lange rühren, bis die Creme handwarm ist. Jetzt rühren Sie dazu: 10 Tropfen Glycerin, 1/2 TL D-Panthenol, ein erbsengroßes Stück Lipodermin-Konzentrat. Wenn Sie möchten, geben Sie ein paar Tropfen ätherisches Öl dazu. Geeignet sind Palmarosa, Neroli, Rose. Zuletzt den Konservierer, 4 Tropfen Paraben, einrühren.

Diese Creme ist für normale Haut, Mischhaut und leicht trockene Haut zur Tagespflege geeignet. Für fettige Haut kann sie als Nachtcreme verwendet werden. Wenn Sie die Wasserphase auf 30 ml Aloe vera-Saft erhöhen und statt der angegebenen Öle Erdnuss- oder Hanföl verwenden, wird die Creme leichter und kann dann auch bei fettiger Haut tagsüber aufgetragen werden.

Klassische Cold-Creme

Diese klassische Creme aus alten Zeiten ist nicht ganz leicht herzustellen, denn sie enthält keinen Emulgator.

Sie besteht aus Bienenwachs, Mandelöl und Rosenwasser. In Abwandlung des Grundrezeptes können Sie auch etwas Lanolin zugeben. Allergiker vertragen allerdings oft kein Lanolin (Wollfett der Schafe).

Cold-Creme ohne Lanolin

Wiegen Sie in einem feuerfesten Becherglas 5 g reines Bienenwachs, 45 g Mandelöl und 5 g Walrat-Ersatz ab. In ein zweites Becherglas geben Sie 60 ml Rosenwasser. Beides getrennt auf 70 bis 80° C erhitzen, vom Herd nehmen und das Rosenwasser tröpfchenweise in die geschmolzene Fettmasse geben. Kräftig rühren! Wenn die Creme handwarm geworden ist, geben Sie 1 TL Aloe vera-Gel dazu. Die Creme enthält keine Konservierer. Bei kühler Lagerung hält sie circa 4 bis 6 Wochen und eignet sich besonders zur Pflege reiferer und trockener Haut.

Cold Creme mit Lanolin

Schmelzen Sie in einem feuerfesten Becherglas 3 g Bienenwachs, 3 g Kakaobutter, 10 g Lanolin, 30 g Jojobaöl. Im zweiten Becherglas erhitzen Sie 30 ml Orangenblütenwasser auf etwa 70° C. Von der Herdplatte nehmen und das Orangenblütenwasser vorsichtig in die Fettmasse rühren. Anschließend geben Sie 1 TL Aloe vera-Gel in die Creme und rühren alles kräftig durch. Diese Creme hält bei kühler Lagerung 4 bis 6 Wochen und ist für alle Hauttypen geeignet, mit Ausnahme von fettiger und unreiner Haut.

Besonders geschmeidig werden die Cremes, wenn Sie zum Rühren einen elektrischen Handmixer benutzen.

Aloe vera-Lotionen zur Körperpflege und Gesichtsreinigung

Sanfte Lotion für alle Hauttypen

Fettphase: 20 ml Sojaöl, 20 g Cetylalkohol (Konsistenzgeber), 20 g Tegomuls (Emulgator).

Alles im Becherglas schmelzen.

Wasserphase: 130 ml destilliertes Wasser, 20 ml Aloe vera-Saft.

Auf 70° C erhitzen und dann vorsichtig die Wasserphase löffelweise in die Fettphase einrühren. Wenn Sie 20 Tropfen Paraben zur Konservierung beigeben, haben Sie eine hervorragende Reinigungsmilch für alle Hauttypen.

Möchten Sie eine pflegende Körpermilch herstellen, dann müssen Sie lediglich die entsprechenden Wirkstoffe Ihrer Wahl hinzufügen, zum Beispiel 20 ml D-Panthenol, 20 Tropfen Seidenproteine, 2 g Liposomen-Konzentrat. Duft nach Wahl. Hier dürfen Sie auch mal ein paar Tropfen Parfümöl, das es speziell für selbst gerührte Kosmetik gibt, einrühren. Diese sanfte Hautmilch ist für alle Hauttypen geeignet.

Durch Sonneneinwirkung und Solarium haben die meisten Menschen eine sehr trockene Körperhaut. Deswegen hier noch ein Rezept für eine geschmeidige Körpermilch:

Aloe vera-Body Soft

Fettphase: 6 g Emulsan, 5 g Sheabutter, 5 g Kakaobutter, 20 ml Sesamöl.

Alles in einem Becherglas schmelzen.

Wasserphase: 40 ml Aloe vera-Saft, 50 ml Rosenwasser, 1 g Allantoin.

Auf 70° C erhitzen und danach löffelweise in die Fettphase einrühren. Nun die Wirkstoffe dazugeben: 1 Teelöffel D-Panthenol, 20 Tropfen Kollagen, 10 Tropfen Weizenkeimöl-Fluid, 10 Tropfen Rosenöl, 15 Tropfen Paraben.

Wer diese cremige Lotion erst einmal ausprobiert hat, bleibt meistens dabei.

Aloe vera-Heilerde-Kur

Basisrezept

2 bis 3 EL Heilerde mit Aloe vera-Saft oder Teesud glatt rühren. Wenn Sie Teesud benutzen, geben Sie einen Teelöffel fertiges Aloe vera-Gel dazu. Mit einem Kosmetikpinsel tragen Sie die breiartige Masse auf Gesicht und Hals auf und lassen sie 15 bis 20 Minuten einwirken. Anschließend mit viel warmem Wasser gründlich abspülen und eine Pflegecreme auftragen.

Zu diesem Brei können Sie für die einzelnen Hauttypen folgende Kräuterzusätze in Form von Teesud oder auch ätherische Öle dazugeben:

Fettige unreine Haut

Teesud: Kamille, Salbei, Arnika.
Hydrolat: Teebaum- oder Hamameliswasser.
Ätherische Öle: 10 Tropfen Lavendel, 10 Tropfen Teebaum, 10 Tropfen Salbei.

Empfindliche Haut

Teesud: Lindenblüte, Johanniskraut, Ringelblume.
Hydrolat: Lavendel- oder Rosenwasser.
Ätherische Öle: Palmarosa, Kamille blau, Lavendel, Geranie.

Normale und leicht trockene Haut

Teesud: Johanniskraut, Eisenkraut, Malve.
Hydrolat: Lavendel-, Rosen- oder Orangenblütenwasser.
Ätherische Öle: Rosenholz, Palmarosa, Cistrose, Sandelholz.

Sehr trockene und reifere Haut

Teesud: Ringelblume, Lavendel, Malve.
Hydrolat: Rosenblüten- oder Orangenblütenwasser.
Ätherische Öle: Patchouli, Weihrauch, Limette, Karottensamenöl.

Bei unempfindlicher Haut kann zusätzlich ein Teelöffel Honig eingerührt werden.

Aloe vera-Spezialsalbe gegen Pickel und Mitesser

30 g weiche Zinksalbe, 15 g Heilerde, 1 TL Aloe vera-Gel, 2 Tropfen Pfefferminzöl.

Die Zinkpaste vorsichtig im heißen Wasserbad bei circa 60° C schmelzen lassen. Den Topf aus dem Wasserbad nehmen und die Heilerde sowie das Aloe vera-Gel zugeben. Mit dem Mixer gut durchrühren, bis sich die Heilerde in der Zinksalbe aufgelöst hat. In die abgekühlte Salbe das Pfefferminzöl einrühren und in kleine Cremetöpfchen abfüllen.

Diese Spezialsalbe tupfen Sie nur auf Pickel und Mitesser. Sie trocknet die Hautunreinheiten aus und lässt sie schneller abheilen.

Übrigens, Sie können Heilerde auch innerlich anwenden. Fragen Sie in Ihrer Apotheke nach entsprechenden Anwendungsmöglichkeiten.

Aloe vera-Lavendeltonikum

1. Schritt

1 Hand voll getrocknete Lavendelblüten in eine weithalsige Flasche füllen und mit 1/2 L naturreinem Obstessig übergießen. Etwa 2 Wochen an einem warmen, vorzugsweise sonnigen Platz ruhen lassen. Gelegentlich durchschütteln. Nach etwa 2 Wochen die Flüssigkeit abseihen und durch einen Kaffeefilter klar filtern.

2. Schritt

Den Lavendelsud mit 150 ml Rosenwasser aufgießen, 1 TL Lavendelöl in 20 g Aloe vera-Tinktur auflösen und untermischen. In eine hübsche Flasche füllen.

Das Tonikum wirkt belebend und regeneriert den Säureschutzmantel der Haut.

Gesundes Haar mit Aloe vera

Genau wie unsere Haut sind auch die Haare ein Spiegel unseres körperlichen und seelischen Gesundheitszustandes. Leider wird so manches Haar mit chemischen Attacken malträtiert und lässt es schlapp und krank aussehen. Mit Aloe vera können Sie Ihrem Haar wieder auf die Sprünge helfen.

Das Haar selbst ist nur totes Horngebilde, deshalb muss Regeneration und Pflege von innen kommen und außen auf der Kopfhaut erfolgen.

Wählen Sie Ihr Shampoo sorgfältig aus. Aloe vera ist für alle Haartypen geeignet, es kommt nur darauf an, in welches Tensid sie eingebettet wurde. Es gibt einige gute Aloe vera-Shampoos von den Firmen, die auch den Aloe vera-Trinksaft herstellen.

Sie können aber auch in ein mildes neutrales Haarshampoo Ihre eigenen Zutaten mischen. Zum Beispiel gibt es von der Hobbythek eine Tensidmischung, mit der Sie sich Ihr eigenes Shampoo herstellen können. Sie finden in den Läden reichlich Rezepte dafür. Sie müssen dann lediglich dem Ganzen Aloe vera-Saft hinzufügen.

Auf den Philippinen schneiden die Bewohner ein Aloe vera-Blatt auf und lassen sich den Saft auf Haare und Kopfhaut fließen. Nach einer geringen Einwirkungszeit werden die Haare mit viel Wasser ausgespült und erhalten einen wunderbaren Glanz.

Geben Sie Aloe vera-Saft in eine Pipettenflasche und träufeln Sie mehrmals wöchentlich den Saft auf Ihre Kopfhaut. Massieren Sie die Kopfhaut mit sanft kreisenden Bewegungen. Dadurch fördern Sie die Durchblutung, und die Haare werden kräftiger. Auch trockene schuppige Kopfhaut gerät wieder ins Gleichgewicht. Meiden Sie starke Sonneneinstrahlung, damit schädigen Sie die Struktur Ihrer Haare.

Feuchtigkeitsspray für strapaziertes Haar

80 ml Kamillenhydrolat, 5 ml Weizenkeimöl, 1 TL flüssiger Honig, 20 ml Aloe vera-Saft, 10 Tropfen Lavendelöl, 5 Tropfen Geranie, 5 Tropfen Ylang-Ylang.

Geben Sie diese Mischung in einen Zerstäuber. Kann sowohl nach dem Waschen in das feuchte oder ins trockene Haar gesprüht werden, macht die Haare geschmeidig und lässt die Locken springen.

Aloe vera-Haarwasser

80 ml Orangenblütenwasser, 20 ml Aloe vera-Saft, dazu ätherische Öle: 10 Tropfen Rosmarin zur Durchblutung der Kopfhaut, 5 Tropfen Sandelholz, 10 Tropfen Limette, 5 Tropfen Teebaumöl.

Mit einer Pipette auf die Kopfhaut auftragen und leicht einmassieren. Ihre Kopfhaut wird nicht nur gut durchblutet, sondern duftet auch angenehm.

Aloe vera-Hamamelis-Haarwasser

80 ml Hamameliswasser, 20 g Aloe vera-Tinktur, 3 Tropfen Melissenöl.

Alles in eine Flasche mit Pipette oder Spritzverschluss füllen und gut durchschütteln.

Eine Kur mit diesem Haarwasser ist bei juckender und zu Entzündungen neigender Kopfhaut zu empfehlen. 1-mal täglich sorgfältig auf der ganzen Kopfhaut verteilen und leicht einmassieren.

Aloe vera-Haarmayonnaise

1 Eigelb, 25 g Aloe vera-Ölauszug, 1 TL Melissenöl.

Den Ölauszug tropfenweise unter das Eigelb rühren, bis eine glatte Masse entsteht. Danach zügig das Melissenöl einrühren.

Die Aloe vera-Mayonnaise wird vor der Haarwäsche aufgetragen. Verteilen Sie sie gut und massieren Sie die Mayonnaise auch in die Kopfhaut ein. Ziehen Sie eine Duschaube über und lassen Sie die Packung 30 Minuten einwirken. Die Aloe vera stärkt und pflegt den Haarboden, belebt und regeneriert. Das Haar bekommt einen schönen Glanz.

Weitere Aloe vera-Rezepte

After Shave Balm

50 ml Hamameliswasser, 20 ml Aloe vera-Saft, 10 ml kosmetischer Alkohol, 1 TL Weizenkeimöl-Fluid, 10 Tropfen Seidenproteine, ätherische Öle: Sandelholz, Patchouli, Eisenkraut, Lavendel.

Aloe vera und Weizenkeimöl-Fluid pflegen und befeuchten die Haut. Die ätherischen Öle wirken straffend und verleihen einen angenehmen Duft.

Aloe vera-Deodorant

Aloe vera verhindert die Zersetzung des ausgeschiedenen Schweißes, denn erst dadurch entsteht der unangenehme Geruch. Mischen Sie sich ein Deo wie folgt an:

30 ml Rosenwasser, 15 ml Aloe vera-Saft, als Duft können Sie einige Tropfen ätherische Öle hinzufügen, zum Beispiel Rose, Sandelholz, Linaloe usw. Citrusöle sollten Sie vermeiden, denn sie können die Haut unter den Achselhöhlen reizen. Wenn Sie keinen Alkohol hinzufügen, sollten Sie das Deo innerhalb von 3 Wochen verbrauchen oder ein paar Tropfen Paraben zur Konservierung hinzufügen.

Kurzbeschreibung der Wirkstoffe

Allantoin

Ist ein weißes, feines Pulver, das ursprünglich aus der Beinwellwurzel stammt. Heute wird es meistens synthetisch hergestellt. Es wirkt hautpflegend und beruhigend bei trockener, empfindlicher und gereizter Haut.

Bienenwachs

Ist ein Stoffwechselprodukt der Bienen. Wird in Kosmetika als Konsistenzgeber eingesetzt, hat aber auch hautpflegende Eigenschaften.

Borretschöl

Pflanzlich. Das Öl wird aus dem Samen der Borretschölpflanze gewonnen. Es ist reich an Gammalinolensäure. Es wirkt glättend bei rissiger, trockener, schuppiger und empfindlicher Haut. Einsatzmenge liegt bei 2 bis 30 %.

Cetylalkohol

Pflanzlich. Es werden native Fette und Öl eingesetzt. Hat mit normalem Alkohol nichts zu tun. Es wird als Co-Emulgator und zur Konsistenzgebung bei Cremes und Lotionen eingesetzt.

Cremaba HT

Alle Bestandteile sind natürlichen Ursprungs, sie werden also aus nachwachsenden Rohstoffen gewonnen. Cremaba dient als Grundlage für kosmetische und dermatologische Anwendungen. HT heißt Hobbythek.

Da Zao

Pflanzlich. Gehört zur Familie der Kreuzdorngewächse. Ist ein wässriger Heißauszug aus getrockneten chinesischen Datteln. Wirkt als Zusatzstoff in Kosmetika gegen empfindliche, raue, gerötete Haut; feuchtigkeitsspendend.

D-Panthenol

Synthetisch. Spendet Feuchtigkeit, indem es tief in die unteren Hautschichten eindringt, dort Wasser anzieht und bindet. D-Panthenol dient der Wundheilung (Bepanthen-Salbe). Regeneriert neue Hautzellen, glättet und beruhigt.

Emulsan

Pflanzlich. Emulgator für fettere Cremes. Hat auch pflegende Eigenschaften.

Fluidlecithin Super

Pflanzlich. Dient als Emulgator für kaltgerührte Kosmetik und als rückfettende und pflegende Komponente.

Fluids

Fluids sind Kleinstemulsionen. Es werden fettlösliche Stoffe wie zum Beispiel Vitamin E mit Wasser und Lecithin unter extrem hoher Geschwindigkeit zu kleinsten Tröpfchen verarbeitet. Fettlösliche Stoffe werden so umkapselt und dadurch wasserlöslich.

Glycerin

Kann pflanzlich, tierisch oder auch synthetisch sein. Wird aber auch vorwiegend aus Sojabohnen, Kokosnüssen, Getreide oder tierischem Talg gewonnen. Wird in kosmetischen Produkten als Feuchthaltemittel verarbeitet.

Harnstoff

Meist synthetisch, kann aber auch aus Urin gewonnen werden. Erhältlich als kristallisiertes Pulver. Wird erfolgreich bei Akne, Schuppenflechte und Neurodermitis eingesetzt. Wirkt Verhornungen entgegen.

Liposome

Meist pflanzlich, zum Beispiel Soja. Ausgangsmaterial zur Herstellung von Liposomen sind die so genannten Phospolipide, die als essenzielle Bestandteile im Lecithin vorkommen. Phospolipide spielen eine wichtige Rolle im Aufbau unserer Zellmembran.

Meristemextrakt

Pflanzlich. Wird aus dem Meristem (Wachstums- und Zellteilungsgewebe der Wurzelspitzen) von Laubhölzern durch Extraktion gewonnen. Wirkt antiallergen.

Paraben

Synthetisch. Wirkt gegen Pilze und Bakterien und wird als Konservierer benutzt.

Seidenproteine

Ausgangsmaterial ist der von der Seidenraupe gesponnene Protein-faden. Durch seine sehr guten feuchtigkeitsspendenden und filmbil-denden Eigenschaften wird das Seidenprotein als pflegende und schützende Substanz sowohl in der Haar- als auch in der Hautkos-metik verwendet.

Sheabutter

Die in der Sheanuss vorhandene Fettmasse wird durch Pressung ge-wonnen. Dient als Konsistenzgeber in allen Arten von Emulsionen. Neben dieser konsistenzgebenden Eigenschaft fühlt sich die Haut durch die enthaltenen Tryglyceride zart, geglättet und samtig an.

Tegomuls

Tierisch. Emulgator für leichte Cremes. Wird auch als Lebensmittel-emulgator verwendet, zum Beispiel in Eis, Kuchen usw.

Walratersatz

Palmkernöl (pflanzlich) oder Talg (tierisch). Ein softiger Konsistenz-geber für alle Arten von Emulsionen. Besonders für kompaktere Cre-mes wie Wind- und Wetterschutzcremes oder für Babycremes.

Xanthan

Wird aus Mikroorganismen hergestellt. Es wird als natürlicher Gel-bildner für kaltgerührte Kosmetika eingesetzt. Gute Erfahrungen lie-gen vor beim Andicken von Soßen.

Tenside für Duschgel und Shampoo

Tenside sind für die Reinigungswirkung von Dusch- oder Waschgels und Shampoos verantwortlich. Aber Tensid ist nicht gleich Tensid. Die genaueren chemischen Erklärungen möchte ich hier nicht aus-führen. Wichtig ist, milde verträgliche Tenside zu verwenden, wie es beispielsweise die Hobbythekprodukte sind. Hier handelt es sich u. a. um Zuckertenside, die auch von empfindlicher Haut gut vertragen werden, zum Beispiel Betain. Es gibt eine Tensidmischung der Hobbythek, die schon fertig zur Verarbeitung ist. So ersparen Sie sich, mehrere Einzeltenside auf Vorrat zu halten. Dann liegt es an den weiteren Zutaten und Wirkstoffen, was Sie daraus herstellen wollen.

ALOE VERA UND AROMATHERAPIE

Im Rahmen der immer beliebter werdenden sanfteren Naturmedizin hat sich seit einigen Jahren die Behandlung mit ätherischen Ölen etabliert. Die ätherischen Öle sind das Feinstofflichste, was die Pflanzenwelt dem Menschen schenken kann. Durch ihre spezifische Zusammensetzung und die ausströmenden Aromen werden ganz bestimmte Sinne, Nerven und Körperregionen angesprochen. Deshalb reagiert jeder Mensch unterschiedlich auf die Öle. Eine grobe Linie kann dennoch gezeichnet werden, auf der sich die Wirkungsweise der Öle bewegt.

Bis auf wenige Ausnahmen sollten ätherische Öle nicht pur auf die Haut aufgetragen werden. Ätherische Öle zeichnen sich durch eine ausgesprochene Flüchtigkeit aus, da die Moleküle ihrer Bestandteile relativ klein sind. Diese Moleküle sind fettlöslich und verbinden sich deshalb mit Ölen und Fetten. Bei wässrigen Substanzen benötigen Sie einen Emulgator, um die ätherischen Öle darin zu lösen.

Aloe vera beinhaltet Schleimstoffe, die sich mit den ätherischen Ölen verbinden und so unproblematisch auf die Haut aufgetragen werden können. Sie können aber auch das Aloe vera-Wirkstofföl als Basis verwenden. Mit Aloe vera lassen sich vielfältige Wirkstoffmischungen herstellen, die Sie sowohl im Wellnessbereich anwenden können als auch zur Behandlung von leichteren Beschwerden. Hier einige Rezepte:

Voraussetzung für eine optimale Wirkung Ihres selbst gerührten Produktes ist, dass Sie 100 % reine ätherische Öle benutzen. Kaufen Sie in Fachgeschäften, niemals auf dem Wochenmarkt. Qualität hat ihren Preis, besonders wenn die Öle aus biologischem Anbau stammen.

Massageöl zur Gesichtsbehandlung

15 ml Aloe vera-Ölauszug, 15 ml Nachtkerzenöl, dazu ätherische Öle wie folgt: 7 Tropfen ostindisches Sandelholz, 3 Tropfen Opoponax, 3 Tropfen Weihrauch, 12 Tropfen Orange.

Massageöl zur Entspannung für den Körper

Basisölmischung: 30 ml Aloe vera-Öl, 30 ml Jojobaöl und folgende ätherische Öle: 6 Tropfen Petitgrain, 30 Tropfen Lavendel, 3 Tropfen Minze, 10 Tropfen Ho-Blätter, 10 Tropfen Zitrone.

Massageöl zur Stärkung des Immunsystems

50 ml Basisöl (zum Beispiel Jojoba oder Aloe vera-Öl), ätherische Öle: 7 Tropfen Teebaum, 7 Tropfen Lavendel, 7 Tropfen Bergamotte, 4 Tropfen Sandelholz.

Anti-Depressions-Bad

Mischen Sie 1 EL süße Sahne mit folgenden ätherischen Ölen: 2 Tropfen Muskatellersalbei, 2 Tropfen Bergamotte, 2 Tropfen Ylang-Ylang.

Die Sahne fungiert als Emulgator und verbindet die ätherischen Öle mit dem Wasser. Geben Sie diese Mischung in das heiße Badewasser. Dies ist ein reines Wirkstoffbad und sollte deshalb nicht länger als 15 Minuten dauern.

Aloe vera-Wellness-Duschgel

80 ml fertige Tensidmischung der Hobbythek, 10 ml Aloe vera-Gel.

In diese Mischung geben Sie folgende ätherische Öle: 10 Tropfen Sandelholz, 10 Tropfen Lavendel, 20 Tropfen Mandarine, 10 Tropfen Tonka, 5 Tropfen Ylang-Ylang.

Aromabalm bei Erkältung und Atembeschwerden

25 g Cremaba der Hobbythek, 5 g Aloe vera-Gel, beides miteinander verrühren und folgende ätherische Öle hinzufügen: 5 Tropfen Kampfer, 5 Tropfen Eukalyptus, 5 Tropfen Minze, 4 Tropfen Salbei, 2 Tropfen Thymian.

Mundwasser bei Erkältung und grippalen Infekten

50 ml Wasser, 1 Tropfen Teebaumöl, 1 Tropfen Lavendelöl, 1/2 TL Aloe vera-Saft

Augenkompressen

Unsere Augen werden täglich sehr strapaziert, werden oft müde und beginnen zu brennen oder jucken. Gönnen Sie Ihren Augen regelmäßig einige Minuten der Erfrischung, damit sie sich wieder erholen können. Ideal dafür sind diese Augenkompressen:

Verschütteln Sie 1 Tropfen Lavendelöl und 1 Tropfen Neroli in 500 ml kaltem Wasser (am besten in einem Schraubdeckelglas oder einer Flasche). Geben Sie dann etwas Aloe vera-Saft hinzu. Noch einmal verschütteln. 2 Wattebäusche mit dem Ansatz tränken, ausdrücken und auf die Augen legen. Legen Sie sich gut 15 Minuten hin und lassen Sie die Kompressen einwirken. Der Aloe-Saft spendet Feuchtigkeit für die empfindliche Augenpartie.

Fußgel, kühlend und belebend

30 g Aloe vera-Gel, 10 Tropfen Aloe vera-Ölauszug, eventuell etwas Cremaba der Hobbythek.

Alles verrühren und folgende ätherische Öle hinzufügen: 4 Tropfen Lorbeer, 2 Tropfen Zimt, 7 Tropfen Zitrone, 4 Tropfen Mandarine, 5 Tropfen Rosmarin, 2 bis 3 Messerspitzen Menthol-Kristalle, die Sie vorher in etwas Alkohol lösen müssen.

Grundsätzlich gilt: Sie können alle ätherischen Öle in Aloe vera-Öl oder Aloe vera-Gel mischen.

ALOE VERA-FITMACHER FÜR SPORTLER

Die wohltuende Wirkung der Aloe vera hat sich auch im Fitnessbereich unter Sportlern längst herumgesprochen. Der Einsatz der Aloe vera ist vielfältig.

Innerlich bietet sie dem Sportler Stärkung der Abwehrkräfte oder hilft, den Elektrolytehaushalt schneller wieder ins Gleichgewicht zu bringen. Durch das Schwitzen beim Sport verliert der Körper wertvolle Mineralien, die dann so rasch wie möglich dem Körper wieder zugeführt werden müssen. Statt der teuren Fitnessdrinks, die in den Centern angeboten werden, kann man sich selbst mit dem Aloe vera-Saft einen eigenen Powermix herstellen. Rezepte dazu finden Sie reichlich in diesem Buch.

Äußerlich tut das Aloe vera-Gel gute Dienste bei Verletzungen, Hämatomen, Blasen und anderen Beschwerden. Das Gel können Sie immer bei sich tragen. Wie Sie für besondere Beschwerden andere Zutaten mit Aloe vera-Gel mischen können, finden Sie ebenfalls in diesem Buch.

Innerliche Anwendung

Falls Sie Leistungssportler sind und gelegentlich Wettkämpfe bestreiten, sollten Sie mit der Aloe vera-Saft-Kur nicht erst wenige Tage vor dem Start beginnen. Der Körper braucht eine gewisse Zeit, bis er sich an die Wirkstoffzufuhr gewöhnt hat. Es kann zu leichten Durchfällen kommen, und das wäre in diesem Fall nicht wünschenswert. Leistungssportler nehmen vor jeder Mahlzeit 2 EL Aloe vera-Trinksaft ein, mindestens 3-mal pro Tag.

Wer sich im normalen Rahmen fit hält, braucht vor allem nach dem Training eine Portion Aloe vera-Saft. Nehmen Sie 2 bis 3 EL Saft nach dem Sport.

Sportliche Betätigung fordert vom Körper besondere Leistungen und benötigt anschließend neue Energiezufuhr, um die Muskeln mit Aminosäuren zu versorgen, den Elektrolytehaushalt auszugleichen und den Blutzucker- und Proteinspiegel wieder in den Normbereich zu versetzen.

Mit dem Aloe vera-Saft können Sie das schnell erreichen. Bei der normalen Nahrungsaufnahme dauert dieser Prozess viel länger, und es ist nicht gewährleistet, dass alle benötigten Bioaktivstoffe in einer Mahlzeit vorhanden sind.

Die Aloe Vera enthält 7 der insgesamt 8 essenziellen und 12 der nicht-essenziellen Aminosäuren. Wenn Sie zu dem Aloe vera-Saft noch 2 g Spirulina nehmen, haben Sie eine optimale Versorgung mit allen wichtigen Biosubstanzen. Die Spirulina enthält sehr viel Chlorophyll. Dadurch werden Zellen und Muskeln besser mit Sauerstoff versorgt.

Äußerliche Anwendung

Schon beim langen Gehen bilden sich schnell Blasen an den Füßen. Obwohl es sich dabei eher um eine harmlose Erscheinung handelt, tun sie ziemlich weh und können uns jegliche weitere Bewegung vermiesen.

Bei sportlichen Aktivitäten sollten Sie immer Aloe vera-Gel im Gepäck haben. Tragen Sie vor Beginn eines Laufes oder anderen blasenfördernden Aktivitäten Aloe vera-Gel auf die gefährdeten Stellen auf. Das Gel kühlt und verhindert so die große Wärme, die bei Reibung entsteht und dadurch zur Blasenbildung führt.

Wenn sich schon Blasen gebildet haben oder Stellen wundgescheuert sind, tupfen Sie diesen Bereich mit einem in warmem Wasser getränkten Wattebausch ab. Wenn die Blase noch nicht offen ist, bohren Sie mit einer sterilen Nadel sehr vorsichtig einen Kanal, durch den die Wundflüssigkeit abfließen kann.

Tragen Sie anschließend Aloe vera-Gel dick auf und wiederholen Sie diesen Vorgang einige Male. Das Aloe vera-Gel wirkt schmerzlindernd und wundheilungsfördernd.

Blasen heilen am besten ab, wenn man Luft daran lässt. Wenn Sie allerdings Strümpfe und Schuhe gleich wieder anziehen müssen, sollten Sie die Wunde unbedingt mit einem Pflaster schützen, um keine Bakterien in die Wunde zu bringen.

Wundgelaufene oder müde Füße erholen sich rasch in einem Fußbad mit warmem Wasser, in das Sie Aloe vera-Saft oder Gel verrühren. Dazu können Sie einige Tropfen Teebaum-, Lavendel- oder Pfefferminzöl geben. Bei 5 Litern Wasser setzen Sie die Aloe vera im Verhält-

nis von 10:1 ein, und
das ätherische Öl darf
ungefähr 20 Tropfen
betragen. Anschließend
die Füße mit einer Aloe
vera-Fußsalbe eincre-
men.

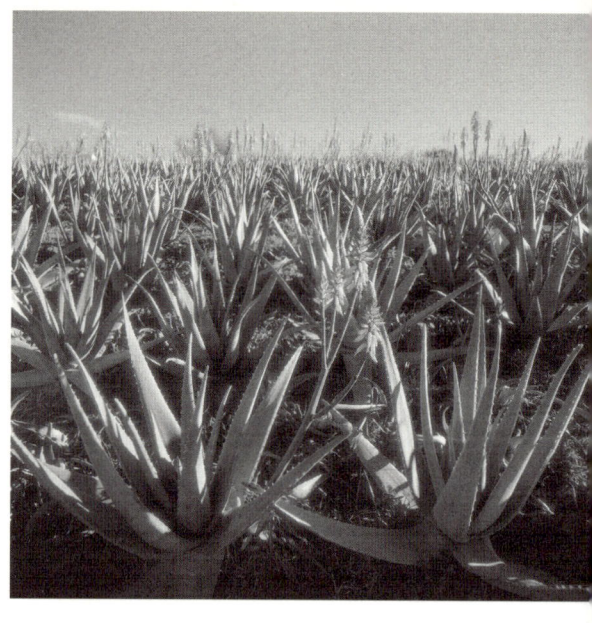

Offene Wunden
stellen grundsätzlich
eine Infektionsgefahr
dar. Deshalb sollten Sie
bei größeren Verletzun-
gen unbedingt einen
Arzt aufsuchen. Als
erste Hilfe kann Aloe
vera trotzdem sehr
nützliche Dienste leis-
ten.

Bei kleineren Schürfwunden können Sie nach vorheriger Reinigung Aloe vera-Gel auf die betroffenen Stellen auftragen. Das Gel
fördert den Heilungsprozess und desinfiziert die Hautpartie. Durch
den kühlenden Effekt des Gels werden die Schmerzen gelindert.
Wiederholen Sie die Aloe vera-Behandlung mehrmals. Schürfwunden heilen ohne Verband schneller, deshalb sollten Sie nach Möglichkeit darauf verzichten. Das Aloe vera-Gel bildet einen leichten
Schutzfilm auf der Wunde und schützt sie vor übermäßigem Bakte-
rienbefall.

Hierzu ein Erfahrungsbericht von Manuela H. aus Zwickau:
Meine Tochter hatte eine ziemlich schlimme Sportverletzung am
rechten Fuß. Zum Glück nichts gebrochen, doch der ganze Fuß ge-
schwollen und hoch schmerzhaft, sodass sie nur mit Stützen laufen
konnte. Durch die Anwendung von First Spray und Gelly ging die
Schwellung in kürzester Zeit zurück, und der dunkelviolette Fuß
wurde binnen 2 Tagen erst grünlich, dann gelb, und der Bluterguss
war verschwunden. Ich sah noch nie einen so großen blauen Fleck so
schnell und beschwerdefrei zurückgehen. Als mir vor einiger Zeit ein

Pferd auf den Fuß trat, konnte ich diese erstaunliche Wirkung wieder beobachten. Durch die sofortige Anwendung wurde der Fuß nicht einmal blau.

ALOE VERA IM WELLNESSBEREICH

Das Wort Wellness, das übersetzt *wohl fühlen* bedeutet, ist heute in aller Munde. Unser Alltag wird zunehmend anstrengender und schnelllebiger, von Lärm- und Umweltbelastung ganz zu schweigen. Hieraus entsteht ein Bedürfnis nach Entspannung und Wohlgefühl, um neue Energie zu tanken und eine innere wie äußere Ausgeglichenheit herzustellen.

Es geht also um das harmonische Gleichgewicht von Körper, Geist und Seele. Dies kennen wir auch in der westlichen Welt aus dem Ayurveda. Diese älteste Behandlungsform der Erde stammt aus Indien. Sie legt bei allen ihren Therapien Wert auf den Einklang von Körper, Geist und Seele. In unserer westlichen Welt gehören traditionelle Ayurvedabehandlungen in den Wellnessbereich. Die Kuren müssen selbst bezahlt werden, genau wie Wellnessbehandlungen auch.

Inzwischen gibt es zahlreiche Möglichkeiten für jeden, sich dieses Wohlgefühl zu verschaffen. Sie können ein Wellnesshotel aufsuchen, es gibt Wellnessbereiche in den modernen Fitnesscentern, aber es gibt auch Wellnessanwendungen, die Sie bei sich zu Hause durchführen können.

Gesunde, leichte Kost gehört ebenso zum Wellnessprogramm wie angenehme Raumdüfte, wohltuende Bäder, Duschen und Massagen. Bei all diesen Behandlungen kann die Aloe vera in verschiedenster Form nützlich sein. In den folgenden Kapiteln erhalten Sie einen kleinen Überblick, wie Sie Aloe vera in ein passendes Wellnessprogramm einbeziehen können. Lassen Sie dabei Ihre Seele baumeln, um wieder fit zu sein für das Leben draußen. Zum Wohlfühlen gehört allerdings auch eine optimistische Lebenseinstellung, denn nur mit äußeren Anwendungen bringen Sie Ihre Seele nicht ins Gleichgewicht.

Die unterschiedlichen Anwendungsmöglichkeiten

Wenn Sie eine Ayurveda-Wellnesskur in Erwägung ziehen, ist das mit einer Umstellung der Lebensgewohnheiten verbunden. Besonders die ayurvedische Küche ist ganz anders konzipiert als unsere westliche Esskultur. In den Wellnesshotels bekommen Sie für Ihren speziellen Typ einen Ernährungsplan, den Sie zu Hause fortsetzen können. Auf alle Fälle lässt sich Aloe vera auch in die ayurvedische Ernährung einfügen.

Ayurveda ist das Wissen vom langen Leben. Ayurvedische Ärzte stellen sich sehr individuell auf die Patienten ein. Es geht um die Balance von Körper, Geist und Seele.

Danach streben auch wir in unserer materiellen Welt immer mehr. Eine Wellnesskur sollte auch unbedingt darauf ausgerichtet sein. Aloe vera gehört deshalb ganz selbstverständlich dazu. Sei es als Trinkkur oder zur äußeren Anwendung bei Aromamassagen.

Wellnessanwendungen zu Hause

Die Basis einer Wellnessbehandlung ist, dass Sie wirklich für einige Zeit abtauchen. Das heißt, kein Telefon, keine Klingel. Nur Ruhe bringt den gewünschten Erfolg. Als Begleitung können Sie eine Duftlampe anzünden, schöne Hintergrundmusik auflegen und nach Belieben Kerzen anzünden. Wenn Sie diese Basis geschaffen haben, kann es losgehen mit der Wellnessbehandlung.

Wellnessbad oder Dusche

Grundrezept:
100 ml Tensidmischung der Hobbythek, dazu 20 g Aloe vera-Gel, in diese Mischung geben Sie ätherische Öle.

Belebend:
6 Tropfen Grüne Mandarine, 9 Tropfen Lemongras, 10 Tropfen Litsea Cubeba, 10 Tropfen Orange.

Sinnlich-beruhigend:
10 Tropfen Sandelholz, 5 Tropfen Ylang-Ylang, 5 Tropfen Rosenholz, 5 Tropfen Patchouli.

Wellness Badeöl

Grundrezept:
Auf 85 ml Pflanzenöl kommen 5 bis 10 ml ätherische Öle und 10 ml Fluidlecithin BE (für Badeöle). Konservierungsmittel sind nicht nötig, da Öle ohne Wasser lange Zeit haltbar sind. Mischen Sie nach Lust und Laune ätherische Öle Ihrer Wahl dazu. Zum Beispiel:

Entspannung & Verführung:

2 Tropfen Mimose, 4 Tropfen Narzisse, 7 Tropfen Frangipani, 5 Tropfen Champaca, 1 Tropfen Honigöl.

Aloe vera-Ölmassage

Zu den beliebtesten Wellness- und Ayurveda-Anwendungen gehört die Ölmassage. Auch wenn Sie allein leben, können Sie sich dieses Wohlfühlerlebnis gönnen. Die Ölmassage kann mehrmals wöchentlich durchgeführt werden. Berufstätige schaffen es aber meistens nur am Wochenende. Ich gönne mir beispielsweise immer einen »sanften Sonntag«. Das bedeutet, ich stelle mein Telefon ganz ab, lese, höre Musik, meditiere und mache mir eine Aloe vera-Massage. In dieser Zeit bin ich ganz bei mir und komme mit all meinen Sinnen in Berührung. Das gibt mir ein Gefühl der Ganzheit und des Heilseins.

Sie benötigen: 100 ml Aloe vera-Ölauszug, insgesamt 30 Tropfen ätherische Öle.

Welche Mischung Sie bevorzugen, richtet sich nach dem Ziel, das Sie verfolgen: Beruhigen, stimulieren, durchbluten usw. Schauen Sie im Kapitel »Aromatherapie« nach einem Rezept. Sie können die Massage mit den Händen durchführen, aber die Wirkung ist noch intensiver, wenn Sie einen Seidenhandschuh benutzen.

Die Massage

Beginnen Sie am Kopf und arbeiten Sie sich vorsichtig und langsam nach unten vor. Vergessen Sie keinesfalls die Ohren. Dort befinden sich sehr viele Energiepunkte, die besonders empfänglich sind für Impulse von außen. Arme, Beine und Gelenke mit kreisenden Bewegungen einreiben, Knochen und Muskeln dabei beachten. Besonders aufmerksam sollten Sie Ihre Füße behandeln. Dort sitzen viele Druckpunkte, die eine Analogie zu den Organen besitzen.

Den Bauch mit kreisenden Bewegungen massieren, das regt die Darmtätigkeit an. Eine Wirkstoffmassage wird in der Regel wieder abgeduscht. Anschließend keine Lotion auftragen. Der Stoffwechsel ist jetzt sehr angeregt, und Sie sollten sich etwas hinlegen.

Aloe vera-Körperpackung

20 g Lanolin in einem feuerfesten Becherglas schmelzen. Sobald es flüssig ist, mit 3 EL Weizenkeimöl verrühren. Dann 2 TL Aloe vera-Gel dazugeben. Die Packung immer frisch anmischen und sofort verwenden. Verteilen Sie die Packung auf Ihrem ganzen Körper und massieren Sie sie leicht ein. Wickeln Sie sich in ein großes Badelaken und gönnen Sie sich eine Stunde Entspannung. Vor der Körperpackung ist ein schönes Kräuterbad am besten.

Aloe vera-Apfelsinen-Badesalz

500 g Meersalz, 20 g Aloe vera-Tinktur, 2 TL Orangen- oder Bittermandelöl.

Das ätherische Öl in der Aloe vera-Tinktur auflösen. Dann die Flüssigkeit langsam unter das Salz heben. 30 Minuten ziehen lassen und nach nochmaligem Durchrühren in eine weithalsige Flasche abfüllen. Für ein Vollbad reichen etwa 100 g. Wirkt belebend.

Aloe vera-Rosen-Tonikum

200 g Rosenwasser erwärmen und darin 3 g Alaun auflösen. In einem anderen Gefäß 10 Tropfen Mandelöl und 15 Tropfen Rosenöl in 20 g Aloe vera-Tinktur auflösen. Dann alles zusammenmischen, gut durchschütteln und durch einen Kaffeefilter filtern. In eine dunkle Flasche füllen. Diese wunderbar duftende Essenz erfrischt und wirkt leicht adstringierend. Das Mandelöl pflegt die Haut.

Fitness-Aromaspray

Ein kühlendes und durchblutungsförderndes Körperspray mit würzigem Duft.

70 ml Weingeist oder kosmetisches Basiswasser HT, 30 ml Rosenwasser, 20 Tropfen LV 41 (Lösungsvermittler, um die Flüssigkeit zu klären) und folgende ätherische Öle: 15 Tropfen Zirbelkiefer, 15 Tropfen Rosmarin, 5 Tropfen Kampfer, 10 Tropfen Wacholderbeere, 10 Tropfen Pfefferminze, 5 Tropfen spanischer Salbei, 1 Messerspitze Menthol-Kristalle, 10 Tropfen Aloe vera-Tinktur, eventuell 1 Tropfen grüne oder gelbe Lebensmittelfarbe.

Alles in einer Flasche gut verschütteln und in einen Sprühflakon umfüllen.

Direkt nach dem Sport, nach längeren Rad- oder Wandertouren verwendet ist das Spray ein Jungbrunnen für Muskeln und Glieder.

Massagefluid »Aphrodite«

Wer keine fetten Öle mag, kann zur Massage oder Körperpflege ein Fluid verwenden. Vor der Anwendung muss man das Fluid gründlich durchschütteln.

100 ml Mandelöl, 10 ml Fluidlecithin CM, 5 ml Wasser, 1 Tropfen Patchouli, 8 Tropfen Sandelholz, 6 Tropfen Vanille, 10 Tropfen Tonka, 1 Tropfen Nelke, 2 Tropfen Rose, 2 Tropfen Benzoe, 3 Tropfen Bitterorange, 1 Tropfen Schwarzfichte, 1 TL Aloe vera-Saft oder Gel, 15 Tropfen Paraben.

Alles gut miteinander verschütteln. Etwa 3 bis 4 Wochen haltbar.

ALOE BALSAMISCHES RÄUCHERWERK

Mit dem einsetzenden Esoterikboom kam auch das Räucherwerk wieder zu Ehren. Bis dahin wurde es vorwiegend in der katholischen Kirche verwendet. Weihrauch und Myrrhe hatten ja schon die Heiligen Drei Könige aus dem Morgenland als Geschenke bei sich, um den neugeborenen Heiland zu ehren. Im Johannesevangelium wird berichtet, dass bei der Beisetzung Jesu Christi mit Aloe vera ver-

mischte Myrrhe an die Grabstätte gebracht wurde. Bei den Hebrä-
ern galt die Aloe als heilig, und dem Duft wurden schützende und hei-
lende Wirkungen auf den Körper zugeschrieben.

Schon im Altertum wurde Aloe als Räuchermittel bei magischen
Ritualen benutzt. Auch die urchristliche Gemeinde von Urfa in der
heutigen Südtürkei stellte Räucherwerk aus Aloe her, um die Seelen
zu reinigen. Selbst heute werden im gesamten Karibikraum Aloe-
Räuchermischungen bei kultischen Ritualen verwendet.

Aloeharz

Die dunkelbraunen Aloe-Würfel, die harzig und gummiartig sind,
werden aus dem eingedickten Saft der fleischigen Blätter oder dem
Sekret des eingeritzten Stammes gewonnen.

Heute werden folgende Aloe-Arten als Räucherwerk angeboten
und verarbeitet:

Die südafrikanische *Aloe capensis*, *Aloe vera barbadensis Miller*,
Aloe ferox und vor allem die *Aloe Sokotra* der gleichnamigen Insel
im Indischen Ozean. Letztere soll einen besonders angenehmen Duft
verbreiten, deshalb wurde sie von den Ägyptern sehr geschätzt und
war neben Gold eine wichtige Handelsware.

Rezept für Genießer:

Zutaten: 3 Teile Weihrauch, je 1 Teil Myrrhe, Benzoe und Mastix, je
1/2 Teil Aloe und Zimtrinde.

Zubereitung: Die Harze im Mörser zerstoßen, die Zimtrinde se-
parat zerstampfen und dann den Harzen beimischen.

Harzhaltige Räuchermischungen mit Aloe wirken intensiv und
lang anhaltend. Der Duft variiert je nach Sorte. Es ist ratsam, die
Aloe mit anderen Harzen zu mischen. Diese warmen betörenden
Aromen bezeichnet man auch als *Balsam für die Seele,* denn sie wirken beruhigend und stressabbauend auf die Nerven. Dadurch werden seelische Kräfte vitalisiert und ein Stimmungstief vertrieben.

Das Aloeharz ist unter der Bezeichnung »Aloe conc.« in Apothe-
ken erhältlich.

Aloeholz

Schon in der Bibel finden wir an einigen Stellen Aloeholz als Räucherwerk erwähnt. Dabei handelt es sich allerdings bis auf wenige Ausnahmen nicht um die echte Aloe, sondern um das Holz des Adlerbaumes. Es handelt sich hier um ein Seidelbastgewächs und hat mit der Wüstenpflanze, dem Liliengewächs Aloe, nichts gemein. Besonders beliebt sind die Aloeholz-Räucherungen in Japan und in der tibetischen Medizin.

In den Läden, die Hobbythekprodukte vertreiben, fand ich Aloeholz-Räucherstäbchen auch unter der Bezeichnung Agar- oder Adlerholz. Der Duft ist betörend-sinnlich, und am Abend wirkt er sehr entspannend auf Körper, Geist und Seele. Diesen herrlichen Wohlgeruch verdankt das Aloeholz einem Pilz, der stark verharzte Stellen im Stamm zurücklässt. Nachdem der gefällte Baum vermodert ist, bleiben diese Harze als meist gelbe, manchmal auch schwärzliche Klumpen übrig.

ALOE VERA-JAHRESZEITENPLANER

Aus vielen Gesprächen weiß ich, dass es immer wieder Verunsicherung darüber gibt, wann, wie oft und wie lange eine Aloe vera-Einnahme erfolgen soll. Nicht jeder kann sich das ganze Jahr hindurch den doch recht teuren Aloe vera-Saft leisten. Andere hingegen befürchten, dass sie zu viel einnehmen und damit Nebenwirkungen hervorrufen.

Deshalb habe ich für Sie einen Aloe vera-Planer erstellt, der Ihnen zeigt, wann welche Aloe vera-Anwendung ratsam und sinnvoll ist. Diese Aufstellung gilt für diejenigen, die die Aloe vera zur Vorbeugung und Gesunderhaltung als Nahrungsergänzung nutzen möchten. Für chronische oder akute Beschwerden gelten die Angaben, die Sie unter der jeweiligen Rubrik finden.

Frühling

März, April, Mai

Der Frühling ist die Jahreszeit, in der die Natur besonders viel Kraft aufwenden muss, um das Wachstum zu fördern. Der menschliche Körper unterliegt ebenfalls diesem Zyklus. Unser Organismus muss sich vom Winterschlaf verabschieden. Das hat zur Folge, dass unser Kreislauf und der Stoffwechsel stärker beansprucht werden als in den anderen Zeiten des Jahres. Auch gesunde Menschen leiden daher oft unter Frühjahrsmüdigkeit. Man fühlt sich schlapp und lustlos, manchmal stellt sich sogar eine leichte Depression ein. Das ist eigentlich kein Grund zur Beunruhigung. Die Ursache liegt in der zögerlichen Umstellung des Hormons Melantonin, das u. a. auch für unseren Schlaf verantwortlich ist. Um unseren Organismus zu unterstützen, bietet sich die Hilfe der Aloe vera geradezu an. Helfen wir der Natur durch die Natur!

Gegen Frühjahrsmüdigkeit

Tägliche Anwendung

3-mal vor den Mahlzeiten 1 bis 1 1/2 EL Aloe vera-Saft trinken. Sie können den Aloe vera-Saft auch mit frischen Frucht- und Gemüsesäften zu sich nehmen. Vitamine kurbeln den Stoffwechsel an.

Ersetzen Sie eine Mahlzeit durch einen Aloe vera-Powerdrink: 2 EL Aloe vera-Saft, 1 cm Ingwerwurzel zerkleinert, 1 Apfel püriert, eine halbe Papayafrucht. Alles miteinander vermischen und sofort verzehren.

Dieser Mix kurbelt den Stoffwechsel an und entschlackt den Darm. Sie sollten ihn während der gesamten 3 Frühjahrsmonate zu sich nehmen, damit Sie fit durch diese Jahreszeit kommen.

Was Sie sonst noch tun können

– Gehen Sie viel spazieren. Durch die erhöhte Sauerstoffzufuhr bekommt der Kreislauf einen Anschub und Sie fühlen sich gleich wohler in Ihrer Haut.
– Verzichten Sie auf schlappmachende Süßigkeiten.
– Falls Sie Winterspeck angesetzt haben, sollten Sie jetzt beginnen,

etwas dagegen zu tun. Viel Bewegung bringt Ihren Körper wieder in Form.

– Zur Stimmungsaufhellung kann eine Kur mit Johanniskraut beitragen oder eine Lichttherapie. Diese wird allerdings nicht von den Krankenkassen bezahlt.

– Freuen Sie sich, dass die Tage wieder länger werden, und spüren Sie die neue Lebenskraft der Natur auch in sich.

Massageöl Frühlingserwachen

80 ml Mandelöl, 20 ml Aloe vera-Öl, 10 Tropfen Mandarine, 5 Tropfen Limette, 10 Tropfen Litsea Cubea, 1 Tropfen Narzisse.

Diese erfrischende Mischung erhellt das Gemüt und fördert die Konzentration.

Aloe vera-Blütenbad

Nach einem langen, kalten Winter freuen wir uns im Frühling besonders über die ersten Blüten. Holen Sie sich den Frühling ins Haus mit einem duftenden Bad:

100 g Rosenblütenblätter, 50 g Orangenblütenblätter, 50 g Lavendelblüten, 1/2 TL Lavendelöl, 2 Tropfen echtes Neroliöl, 1 EL Aloe vera-Gel.

Füllen Sie die getrockneten Kräuter und das Aloe vera-Gel in ein kleines Leinensäckchen oder einen abgeschnittenen Nylonstrumpf. Zubinden und in die Wanne hängen. Mit heißem Wasser übergießen und 15 Minuten ziehen lassen. Nun die Wanne voll laufen lassen und zuletzt die ätherischen Öle zugeben. Dieses wunderbare Blütenbad verscheucht Frühjahrsmüdigkeit. Erschöpfungs- und Überarbeitungssymptome sind wie weggeblasen. Aloe vera-Gel pflegt die Haut, die Kräuter wirken entspannend auf das Zentralnervensystem.

Sommer

Juni, Juli, August

Die Sommermonate mit ihren langen hellen Tagen sind für die meisten Menschen die schönste Zeit des Jahres. Die lange Sonnenscheindauer aktiviert den Stoffwechsel, und der Körper kann mit Hilfe der Sonne Vitamin D bilden. Das in der Haut gebildete Vitamin D braucht 3 Tage, bis der Körper es resorbiert hat. Meistens wird es durch die heutigen Wasch- und Duschgewohnheiten aber vorher aus der Haut ausgewaschen. Im Sommer fühlt sich der Körper allgemein gesund und vital an, denn in dieser Zeit gibt es genügend Obst und Gemüse auf dem heimischen Markt, um ihm die nötigen Bioaktivstoffe zuführen zu können.

Im Sommer verbringen wir viel mehr Zeit im Freien und nehmen dadurch vermehrt Sauerstoff auf. Wenn dazu noch regelmäßige körperliche Bewegung erfolgt, können sich Stoffwechsel und Zellen schneller regenerieren und bringen Vitalität in den Körper. Deshalb können Sie in den Sommermonaten eine Aloe vera-Saft-Pause einlegen. Ein gesunder Organismus kann sich im Sommer selbst helfen, fit zu bleiben. Wenn Sie unter einer chronischen Erkrankung leiden, sollten Sie vorher abwägen, ob Sie eine Trinkpause einlegen, und wenn ja, wie lange die Pause dauern soll.

Trotz Ozonloch schlagen viele Mitmenschen alle Warnungen aus und lassen sich immer noch in der Sonne brutzeln, bis sie aussehen wie ein Bratapfel. Die Hautschädigungen, die dabei entstehen, sind unwiderruflich, und die Auswirkungen treten meistens im späteren Alter zutage. Zum Vorbeugen und Heilen ist Aloe vera-Gel ein unentbehrlicher Helfer in dieser Zeit.

Bedenken Sie, dass Sie auch im Schatten bräunen, es dauert nur etwas länger. Dafür blättert die Haut auch nicht ab, und Sie haben länger etwas von der Farbe. Ihre Haut wird es Ihnen danken. Sollten Sie Probleme bekommen wie Sonnenbrand, Insektenstiche usw., lesen Sie die Rezepte im Anwendungsbrevier. Bei aller Sommerfreude sollten Sie Ihrer Haut jeden Tag mit Aloe vera-Gel die Feuchtigkeit zurückgeben, die sie durch die Sonne verloren hat. Tragen Sie es überall dort auf, wo die Haut trocken ist, danach noch eine Creme auftragen. Aloe vera-Gel gibt es in Tuben, und Sie können diese problemlos immer bei sich tragen. Wenn Sie sich den ganzen Tag in der Sonne aufhalten, müssen Sie viel trinken. Da Sie beim Schwitzen auch Mineralien verlieren, ist es erforderlich, dass Sie Ihrem Körper gesunde Drinks ohne Alkohol anbieten.

Aloe Cool Shaker

Zutaten für 2 Personen:

1 unbehandelte Limette, 2 TL aromatisierter schwarzer Tee (Vanille), 2 TL Aloe vera-Saft, ein viertel Liter Ginger Ale. Kann auch mit einer Kugel Zitroneneis variiert werden.

Zubereitung: Die Limette waschen, trocken tupfen und 2 dünne Scheiben herausschneiden. Diese Scheiben in ein kleines Tiefkühlgefäß geben, fingerbreit Wasser angießen und einfrieren. Vanilletee mit einem viertel Liter kochendem Wasser aufgießen, 5 Minuten ziehen lassen, abgießen und kaltstellen.

Die gefrorenen Limettenscheiben in ein Glas geben, Aloe vera-Saft, Tee und einige Tropfen Limettensaft beimischen, mit Ginger Ale auffüllen und nach Geschmack süßen.

Eis-Aromaöl-Spray

Aromaöl-Sprays können Sie im Sommer als kühlendes Körperspray und/oder als entspannendes Raumspray zum Beispiel in Ihrem Büro anwenden.

70 ml Weingeist oder kosmetisches Basiswasser HT, 30 ml Rosen- oder Lavendelwasser, 20 Tropfen LV 41 (Lösungsverteiler), 3 Messerspitzen Menthol-Kristalle, 15 Tropfen Pfefferminzöl, eventuell 1 Tropfen blaue Lebensmittelfarbe.

Dieses Eisspray wirkt gegen Kopfschmerzen, erfrischt und kühlt. Vorsicht! Nicht in die Augen sprühen!

Milchbad »Blaue Lagune«

200 ml flüssige Sahne, 2 EL Honig, 1 EL Aloe vera-Gel.

Alles gut verrühren und dann folgende ätherische Öle zugeben: 4 Tropfen Ylang-Ylang, 4 Tropfen Geranium, 2 Tropfen Vanille, 4 Tropfen Palmarosa, 4 Tropfen Rosenholz, 2 Tropfen Limette.

Nach diesem hautpflegenden, traumhaft duftenden Milchbad fühlen Sie sich fit für einen schönen Sommerabend in angenehmer Gesellschaft.

Kreislaufstabilisierendes Pulsbalsam

Wer die Sommerhitze nicht verträgt, leidet oft unter Kreislaufproblemen. Füllen Sie ein kleines Pipetten-Fläschchen mit folgender Mischung:

5 Tropfen Aloe vera-Saft, 2 TL Weingeist und einige Tropfen ätherische Öle: 3 Tropfen Pampelmuse, 1 Tropfen Basilikum, 1 Tropfen Lavendel.

Tragen Sie bei Bedarf 1 bis 2 Tropfen dieser Mischung auf Ihre Pulsstellen auf. Sie werden sich nach wenigen Minuten wieder fit fühlen.

Herbst

September, Oktober, November

Wenn Ende September die Tage spürbar kürzer werden, verfallen viele Menschen in einen melancholischen Zustand, und bei einigen führt diese Zeit sogar zu depressiven Verstimmungen. Dabei hat der Herbst so wunderbare Facetten. Denken Sie nur an die herrlichen Farben des Laubes. Es scheint so, als biete die Natur vor den kargen Wintermonaten ihre gesamte Kraft auf, um zu leuchten.

Unserem Organismus geht es im Prinzip ähnlich. Die Energie, die wir im Sommer getankt haben, sollte eigentlich als Reserve für die lichtarmen Tage ausreichen, um sie unbeschadet zu überstehen. Dennoch unterliegen wir einem Biorhythmus, der im Herbst anfängt, unseren Stoffwechsel zu verlangsamen. Dadurch fühlen sich empfindsame und chronisch kranke Menschen schlapp und lustlos.

Um dem Organismus bei der biologischen Umstellung zu helfen, sollten Sie jetzt wieder mit einer Aloe vera-Saftkur beginnen. Fangen Sie vorsichtig an und steigern Sie die Dosis wöchentlich. Beginnen Sie mit 2 EL täglich und steigern Sie auf 3 bis 4 EL täglich.

Sie können die Aloe vera-Behandlung kurmäßig anwenden oder bei geschwächtem Immunsystem den Saft bis zum April durchgehend benutzen. Aber auch ein kranker Körper sollte hin und wieder einen Monat Pause einlegen. Jeder Organismus muss manchmal an seine eigene Leistung erinnert werden.

Im Herbst gibt es viele gesunde Kürbissorten auf dem Markt. Mischen Sie sich einen Aloe vera-Drink mit püriertem Kürbis, etwas Eis, einem Sahnehäubchen und ein paar Kürbiskernen als Garnitur. Achtung: Die Kürbiskerne haben viele Kalorien, sind aber sehr gesund.

Was Sie sonst noch tun können

- Entwickeln Sie nicht schon im Voraus negative Gefühle für die kommende dunklere Jahreszeit. Besinnen Sie sich auf die schönen Eigenschaften dieser Zeit. Sie haben mehr Zeit zum Lesen, Schreiben und anderen Dingen, die Sie im Sommer nicht getan haben.
- Herbstspaziergänge haben ein ganz eigenes Flair. Genießen Sie die Bewegung an der frischen Luft und freuen Sie sich auf einen leckeren Herbsttee, wenn Sie nach Hause kommen. Gewürztees unterstützen sie mit Wärme und Gesundheit.

Herbsttee

In den kälteren Jahreszeiten schmecken Früchte- und Gewürztees besonders gut. Inzwischen haben sich Grüntees und Rotbusch genauso verbreitet wie die schwarzen Teesorten. Der Handel bietet uns somit ein riesiges Angebot.

Grüntees mit natürlichen Aromen wie Lemongras, Orangenstückchen und etwas Ingwer verleihen uns ein stärkendes Gefühl, wirken zellschützend und beinhalten Antioxidantien. Allerdings enthält Grüntee genau wie schwarze Teesorten Koffein. Am späten Nachmittag oder zum Abend eignen sich daher reine Kräuter- und Gewürztees oder die vielen Rotbuschtees mit Gewürz- und Fruchtzusätzen. Gerade hier finden wir herrliche Herbstmischungen mit Zimt- und Vanillestangen und Orangenstückchen. Achten Sie aber auf gute Qualität. Am besten aus Bioanbau. Auch Ayurvedatees sind für die Herbstzeit ideal. Sie wirken auf Körper und Seele belebend und stärkend. Gehen Sie ganz nach Ihren Vorlieben bei der Teewahl.

Massageöl für den Herbst

100 ml Mandelöl, ätherische Öle: 4 Tropfen Orange, 5 Tropfen Nelke, 2 Tropfen Zimt, 2 Tropfen Vanille, 1 Tropfen Weihrauch.

Alles gut verschütteln. Diese Mischung vermittelt innere Harmonie und Wärme.

Herbstliche Aromaöle

Umgeben Sie sich mit ätherischen Duftölen. Sie wirken im feinstofflichen Bereich und wirken beruhigend und stimmungsaufhellend. Gerade im Herbst können Mischungen aus ätherischen Ölen eine angenehme Raumatmosphäre schaffen, sodass es richtig Freude macht, drinnen zu sein.

Achten Sie darauf, dass der Teller Ihrer Duftlampe nicht zu klein ist. Sie müssen sonst zu häufig aufstehen, um Wasser nachzufüllen. Das bringt unnötige Hektik in die eigentlich gewollte Entspannungsphase.

Hier einige Duftvorschläge:

Liebesduft

4 Tropfen Rosenholz, 1 Tropfen Hyazinthe, 4 Tropfen Sandelholz, 1 Tropfen Jasmin.

Tropical

2 Tropfen Ylang-Ylang, 2 Tropfen Limette, 3 Tropfen Palmarosa, 2 Tropfen Vanille.

Entspannung nach einem hektischen Tag

5 Tropfen Lavendel, 1 Tropfen Sandelholz, 1 Tropfen Patchouli.

Winter

Dezember, Januar, Februar

Es sind nicht die wirklich kalten Tage mit trockener, klarer Luft, die unserem Organismus zu schaffen machen, sondern die trüben Tage mit hoher Luftfeuchtigkeit drücken auf unser Gemüt und unseren Kreislauf.

Wir fühlen uns schlapp und unwohl in unserer Haut. Nur Hartgesottene lassen sich auch vom schlimmsten Schmuddelwetter nicht von langen Spaziergängen abhalten. Wir anderen bleiben lieber faul auf dem Sofa liegen. Gegen Entspannung ist nichts einzuwenden, wenn sie nicht zur Gewohnheit wird. Spannung und Anspannung gehören unbedingt zusammen. Allzu schnell bildet sich dann der so ge-

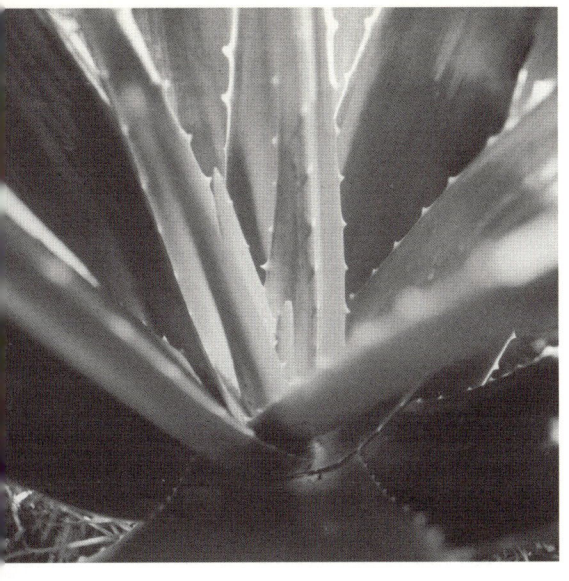

nannte »Winterspeck«, der im Frühjahr so schlecht zu vertreiben ist. Im Winter, wo wir viel künstliche Lichtquellen benötigen, haben wir das Bedürfnis, uns als Ersatz für das fehlende Tageslicht etwas Gutes zu tun. Dies geschieht oft mit zu fetten Speisen und besonders bei Frauen mit Süßigkeiten. Wir möchten ein Glücksgefühl erleben, und die Schokolade kann es uns geben. Sie setzt im Körper Botenstoffe frei, mit deren Hilfe unser Organismus Glückshormone produziert.

Die Produktpalette von Obst und Gemüse ist zwar inzwischen auch im Winter vielfältig, aber wir müssen bedenken, dass es sich dabei um Treibhausgemüse handelt und beim Obst um Importe aus fernen Ländern, die einen weiten Transportweg hinter sich haben. Dabei gehen wertvolle Nährstoffe verloren. Daher ist es sinnvoll, nicht nur wegen der horrenden Preise, sich auf Obst und Gemüse aus unserem Anbaugebiet zu beschränken. Auch diese Arten besitzen wertvolle Inhaltsstoffe. Den zusätzlichen Bedarf decken wir mit Nahrungsergänzungsstoffen wie Aloe vera-Saft, Spirulina und anderen Produkten.

Dosierung: 3-mal täglich vor den Mahlzeiten 20 ml Aloe vera-Saft, zusätzlich 3 g Spirulina. Abends gönnen Sie sich den Aloe vera-Blütentee, den es zur Zeit von der Firma Forever Living Products gibt.

Was Sie sonst noch tun können

– In den Wochen vor Weihnachten sollten Sie bei allem Arbeitsstress Ihre Seele nicht vergessen. Verbringen Sie einen sanften Sonntag mit Meditation, Aromaölen, Lesen und Spazierengehen. Rezepte finden Sie im Kapitel »Aromatherapie«.

- Die Aloe vera-Saftkur hilft Ihnen, den Stoffwechsel in Schwung zu halten, und Spirulina führt den Zellen mehr Sauerstoff zu, den wir im Winter so dringend benötigen.
- Lüften Sie regelmäßig die Räume, in denen Sie sich aufhalten. Das bringt Sauerstoff und Luftfeuchtigkeit in die Räume, die durch Heizungsluft oft zu trocken sind.
- Aloe vera stärkt das Immunsystem, aber dennoch bleibt es nicht immer aus, dass wir durch Tröpfcheninfektion eine Erkältung bekommen. Schauen Sie in der Rubrik Erkältung, was Sie tun können, um sie so rasch wie möglich wieder loszuwerden.
- Bei Stimmungsschwankungen können Sie Johanniskraut in Kapselform oder Tee zu sich nehmen.
- Einmal pro Woche auf die Sonnenbank ist erlaubt. Das stärkt das Abwehrsystem, und wir fühlen uns gesünder. Aber bitte nicht gleich den Turbobräuner, denn ums Braunwerden geht es nicht. Dafür können Sie einen Selbstbräuner benutzen.
- Die Haut kann 2-mal wöchentlich eine Aloe vera-Maske vertragen. Schauen Sie im Kosmetikteil nach einem Rezept.
- Belegen Sie in den Wintermonaten einen Yoga-Kurs, die Übungen schaffen Harmonie für Körper, Geist und Seele.
- In der dunklen, kalten Jahreszeit ist es wichtig, dass Sie wärmende Düfte und Gewürze verwenden. Diese stärken den Organismus und wirken stabilisierend auf das Gemüt. Die Seele fühlt sich von der Wärme umhüllt und geborgen. Stellen Sie Schalen mit duftenden Potpourris auf. Zimtstangen, getrocknete Orangenstücke und Vanilleschoten sind für den Winter am besten geeignet. Vertreiben Sie die Kälte zum Beispiel mit folgendem sinnlich-meditativen Spray, das Sie als Raum- oder/und als Körperspray benutzen können:

Meditationsspray

70 ml Alkohol, 30 ml Rosenwasser, 20 Tropfen LV 41 (Lösungsverteiler), 1 ml Peru-Balsam, ätherische Öle: 10 Tropfen Weihrauch, 10 Tropfen Myrrhe, 6 Tropfen Zedernholz, 5 Tropfen Zimt, 10 Tropfen Clementine, 1 Messerspitze Benzoe Siam.

Honigplätzchen

30 g Butter, 3 EL Honig, 1 TL Weinstein-Backpulver, 70 bis 100 g Vollkornweizenmehl, 1 Tropfen Zimtöl, 1 Tropfen Muskatöl, 1 Tropfen Kardamomöl.

Den Honig mit der Butter im Wasserbad erwärmen. Dann den Rest der Zutaten zufügen. So viel Mehl einrühren, dass der Teig noch klebrig ist. Ausrollen, Plätzchen ausstechen, auf ein gefettetes Backblech legen und circa 20 bis 25 Minuten bei 220° C backen.

Würzen Sie auch Ihre Speisen mit natürlichen Aromen.

ERFAHRUNGEN MIT ALOE VERA-PRODUKTEN

Frau Maria R., 80 Jahre, Dinkelscherben

Seit circa 10 Jahren plagt mich die Arthrose in beiden Knien. Dies führte dazu, dass ich mich in den letzten beiden Monaten im Küchenbereich nur noch mit 2 Krücken bewegen konnte.

Jetzt trinke ich seit 4 Monaten das Aloe vera-Gel und reibe meine Gelenke 2-mal täglich mit Aloe vera-Heat Lotion ein. Zwischenzeitlich kann ich wieder kleinere Wege bis zu einer 1/4 Stunde ohne jegliche Hilfsmittel marschieren; genauso fahre ich wieder mit meinem Fahrrad.

Ebenso begeistert bin ich von der Aloe-Propolis Creme, mit der ich meine äußerst dünne und empfindliche Haut an den Beinen immer bei kleineren Verletzungen selbst wieder pflegen kann. Insgesamt fühle ich mich einfach fit und wohl. Zwischenzeitlich sprechen mich Bekannte und Nachbarn auf mein gutes Aussehen und mein gutes Laufwerk an.

Frau Andrea B., München

Ich litt jahrelang unter einer chronischen Hauterkrankung an den Hand- und Fußinnenflächen. Mir wurde vom Arzt Cortisonsalbe verabreicht, was natürlich kurze Zeit Besserung ergab.

Durch Zufall bin ich auf Aloe vera gestoßen, und durch eine dreimonatige Behandlung mit Aloe vera-Gel innerlich und Aloe First äußerlich ist meine Hauterkrankung völlig ausgeheilt.

Elisabeth F., Neusäß

Seit etwa 3 Jahren hatte ich immer wieder große Probleme mit meinem Darm (starke Blähungen). Dazu kamen im letzten halben Jahr ständige Müdigkeit und Ermattung hinzu. Ich trank also fleißig Aloe-Gel und siehe da, nach etwa 3 Tagen fühlte ich mich schon viel besser. Meine Blähungen nahmen stark ab und von Müdigkeit und Ermattung keine Spur. Jetzt fühle ich mich einfach fantastisch und möchte auf Aloe vera-Gel nicht mehr verzichten.

Udo G., Kirchheim

Meine 2 Buben, 6 und 8 Jahre alt, hatten nach einem Freibadbesuch einen starken Sonnenbrand. Sie hatten Schmerzen und wollten nicht einmal ein T-Shirt tragen, mieden jeglichen Kontakt mit der Haut.

Wir sprühten sie beide mit Aloe First großzügig ein und wiederholten dies mehrmals, nachdem die Lotion in die Haut eingezogen war. Innerhalb von 45 Minuten war der Berührungsschmerz weg!

Am nächsten Tag schälte sich zwar die Haut am Rücken, beide Buben hatten jedoch keinerlei Schmerzen und sonstige Nachwirkungen des Sonnenbrandes.

Seitdem wollen die Jungs Aloe First als Hilfsmittel, egal ob sie Aufschürfungen durch einen Sturz haben oder von einer Mücke gestochen wurden.

Dietmar und Sigrid V., Massage- und Kosmetikpraxis, Riemerling bei München

Im Rahmen unserer Tätigkeit innerhalb der Physiotherapie setzen wir Ihre Aloe vera-Produkte unter anderem auch in Verbindung mit der Magnetfeldtherapie ein.

Bei einem Patienten mit starken Spannungsschmerzen, Muskelverspannungen und schlechtem Allgemeinzustand wurde eine Akupunkturmassage nach Penzel (Spannungsausgleichs-Massage) kombiniert mit Magnetfeldtherapie angewandt, die zunächst eine Besserung der Verspannungen und des Allgemeinzustandes bewirkte. Da aber als weitere Ursache, vor allem der Spannungsschmerzen, eine eitrige Nebenhöhlenentzündung angenommen wurde, setzten wir eine Kombinationstherapie mit induktiven Magnetfeldern und Aloe vera (Aloe First, Heat Lotion und Gel) sowie mit Teebaumöl ein.

Bereits nach 5 bis 10 Minuten wurde die Nase freier, der Spannungsdruck ließ massiv nach, und der bisher festsitzende Eiter konnte abfließen. Ein Austrocknen der Schleimhäute wurde nicht festgestellt. Diese Besserung hält bisher auch an. Um einen dauerhaften Erfolg herbeizuführen, wird die Behandlung noch fortgesetzt.

Hans-Heinrich F., Frankfurt
Magenverstimmung
Durch ein außergewöhnlich übermäßiges Abendbrot ohne vorheriges Präpieren des Magens bekam ich 1 1/2 Stunden nach der Mahlzeit, die aus übermäßig viel tierischen Fetten bestand, starken Magendruck und Sodbrennen, dazu ein Völle- und Übelgefühl.

Ich dachte mir, ich könnte jetzt versuchen, mit Aloe vera-Gel diesen Zustand zu erleichtern. Nach der Einnahme von einem EL Aloe vera-Gel bemerkte ich plötzlich, dass das Völlegefühl im Leib, die Übelkeit und das Sodbrennen wie weggeblasen waren, es war einfach nicht mehr da. Es war wunderbar.

ALOE VERA – SANFTE HILFE FÜR UNSERE TIERE

Der Organismus eines Tieres funktioniert genauso wie unser menschlicher Körper. Darum sind Naturheilmittel bei Tieren ebenso wirkungsvoll wie für uns. In zahlreichen Tierstudien erwies sich der Einsatz von Aloe vera als sehr heilsames Mittel zur Behandlung unterschiedlichster Beschwerden. Da Tieren kein subjektives Empfinden eines Heilmittels unterstellt werden kann, müssen auch die Kritiker einräumen, dass Naturheilmittel wirken und einen berechtigten Platz unter den Heilmitteln einnehmen.

Ein besonderer Vorteil bei der Anwendung von Naturheilmitteln besteht darin, dass die Tiere sie sehr gut vertragen und keine Nebenwirkungen auftreten. Sie können die Aloe vera sowohl innerlich als auch äußerlich anwenden.

Anwendungsmöglichkeiten

Abwehrschwäche

Mischen Sie täglich Aloe vera-Saft unter das Tierfutter oder ins Trinkwasser. Einige Tiere haben allerdings gegen den bitteren Geschmack eine Abneigung. Nehmen Sie kleine Mengen, sodass der Aloe-Geschmack kaum spürbar ist. Sollte das nicht funktionieren, träufeln Sie den Saft mit einer Pipette direkt in den Rachen. Tagesdosis: circa 20 bis 40 ml, je nach Größe des Tieres. Bei sehr großen Tieren, zum Beispiel Pferden, verabreichen Sie 100 ml.

Altersbeschwerden

Hat das Tier Beschwerden, die mit seinem Alter zusammenhängen, wie Gelenkschmerzen, grauer Star usw., mischen Sie regelmäßig wie oben beschrieben Aloe vera-Saft in das Futter. Zusätzlich können Sie die Gelenke mit Aloe vera-Gel einreiben. Decken Sie die Stellen ab, damit das Tier die Stellen nicht ableckt.

Wunden

Ob es sich um Biss-, Schnitt- oder Operationswunden handelt, Aloe vera-Gel verhilft zur schnelleren Heilung. Bei Bisswunden sollten Sie die Wunde vorher vorsichtig reinigen. Wiederholen Sie die Anwendung mehrmals täglich.

Verletzungen

Die kommen besonders häufig bei Pferden vor. Hufverletzungen lassen sich zusätzlich zur tierärztlichen Versorgung mit Aloe vera-Gel behandeln. Bestreichen Sie die Hufe dick mit Aloe vera-Gel. Mischen Sie etwas Teebaumöl dazu.

Ekzeme

Hier können Sie Aloe vera als Gel auf die befallenen Stellen auftragen und den Heilungsprozess mit Trinksaft als Futterbeigabe unterstützen. Bei Insektenstichen mischen Sie dem Aloe vera-Gel etwas Teebaumöl oder Lavendelöl zu. Wenn Sie im Sommer vor einem längeren Spaziergang Ihrem Tier das Fell mit Aloe vera-Saft oder Gel einreiben, werden die meisten Insekten von dem Geruch der Aloe vera abgeschreckt und stechen lieber gar nicht erst.

Verdauungsbeschwerden

Egal, ob das Tier von Durchfall oder Verstopfung geplagt wird, Aloe vera-Saft hilft, die Verdauung wieder ins Gleichgewicht zu bringen. Aloe vera wirkt antibakteriell auf die Darmflora und reinigt sie. Das kann dazu führen, dass sich der Durchfall für einen Tag verstärkt. Danach normalisiert sich der Darm aber umso schneller. Geben Sie den Saft so lange ins Futter, bis die Darmstörung behoben ist.

Pilzinfektionen

Wenn Sie vorbeugend Aloe vera-Saft ins Futter geben, können sich gefährliche Darmpilze gar nicht erst einnisten. Sollte das Tier bereits von Pilzen befallen sein, ist Aloe vera eine wirksame Maßnahme zur schulmedizinischen Behandlung, um den Pilz zu vertreiben und die Darmflora wieder ins Gleichgewicht zu bringen.

Hierzu ein Erfahrungsbericht von Renate Sch. aus Ebenhausen

Seit über einem Jahr hat mein Schnauzer Moris (12 Jahre) eine kahle Stelle am Rücken. Diese besprühte ich morgens und abends mit Aloe First, und schon nach einigen Wochen ist das Fell wieder nachgewachsen. Meine Stute hatte sich vor einiger Zeit eine tiefe Wunde am Hals zugezogen, und ich sprühte Aloe First auf die Verletzung. Schon nach kurzer Zeit heilte sie ohne eine Entzündung wieder ab.

MEINE PERSÖNLICHE ALOE VERA-GESCHICHTE

Ich lernte den Aloe vera-Trinksaft 1997 kennen, als er in Deutschland noch relativ unbekannt war. In einem Magazin las ich, dass in den USA erstaunliche Heilungen mit Hilfe des Aloe vera-Saftes gelungen sein sollten.

Seit 1973 leide ich an einer unheilbaren Darmerkrankung mit der Bezeichnung Morbus Crohn. Die Behandlungserfolge der Schulmedizin waren begrenzt. Meine Blutwerte zeigten katastrophale Ergebnisse, und ich litt permanent unter Mangelerscheinungen, die sich sehr negativ auf mein Gesamtbefinden auswirkten. Mein Immunsystem war ständig überfordert, und bei jedem kleinen Windhauch wurde ich krank.

Schon seit Jahrzehnten beschäftige ich mich mit alternativen Heilmethoden und war neugierig auf die Wirkung des Aloe vera-Saftes. Nachdem ich den Aloe vera-Saft 3 Monate regelmäßig getrunken hatte, stellte ich fest, dass sich mein allgemeines Wohlbefinden gesteigert hatte. Als ich zur Laboruntersuchung musste, zeigte sich ein wesentlich besseres Blutbild als gewohnt. Meine Ärztin und ich waren froh, dass es aufwärts ging. Woran das lag, war uns in dem Augenblick egal.

Ungefähr 7 Monate später wurde erneut eine Blutuntersuchung vorgenommen, und siehe da, meine Werte hatten sich nochmals verbessert. Jetzt erst erzählte ich meiner Ärztin, dass ich Aloe vera-Saft trinke und ich die guten Blutwerte auf die Wirkung von Aloe vera zurückführen würde. Die Ärztin hielt das für ziemlich ausgeschlossen. Ich ließ mich allerdings nicht beirren und trank den Saft weiter. Ein Jahr später lernte ich die Spirulina-Alge kennen und ergänzte nun meine Nahrung mit Aloe vera-Saft und Spirulina.

Bei der nächsten Laboruntersuchung erlebte ich ein Wunder. Meine Werte befanden sich plötzlich alle im oberen Normbereich. Gegen den Rat meiner Ärztin ließ ich meine Sulfonamide weg, die ich jahrelang genommen hatte und die starke Nebenwirkungen verursachten. Ich habe sie bis heute nicht mehr genommen. Die mechanischen Beschwerden, die durch die Verkürzung meines Darms vorhanden sind, muss ich ertragen, aber seit ich Aloe vera und Spirulina zur Nahrungsergänzung nutze, habe ich keine neuen Entzündungen mehr bekommen.

Deshalb liegt es mir am Herzen, diese heilsame Erfahrung an Sie weiterzugeben. Eine Krankheit zwingt auch immer zum Umdenken. Nur so kann Heilung erfolgen. So war es auch bei mir. Seitdem setze ich mich dafür ein, dass der Mensch endlich ganzheitlich behandelt wird, auch in der Schulmedizin.

ALOE VERA-BERATERIN – EINE BERUFLICHE MÖGLICHKEIT

Nachdem Sie so viel über die positiven Eigenschaften der Aloe vera erfahren haben, ist in Ihnen vielleicht der Wunsch gewachsen, sich auch beruflich mit der Aloe vera zu befassen. Hierzu gibt es auch in Deutschland immer mehr Möglichkeiten.

Sie kennen sicher alle die legendäre Avonberaterin, die mit ihrem Köfferchen zu einer vereinbarten Zeit ins Haus kommt. So funktioniert das auch mit der Aloe vera-Beraterin. Sie gehen entweder zu den Kunden ins Haus oder Sie veranstalten eine Aloe vera-Party bei sich zu Hause und laden Nachbarn und Freunde dazu ein, um ihnen Aloe vera-Produkte vorzustellen.

Es sind amerikanische Firmen, die dieses Prinzip erfolgreich anwenden. Ich habe einige Firmen getestet und sehr gute Aloe vera-Produkte vorgefunden. Von Bekannten weiß ich, dass vorher eine Schulung erfolgt. Sie haben keinen Umsatzzwang und können Ihre Zeit frei einteilen. Wenn Sie sich dafür interessieren, können Sie sich an folgende Adresse wenden:

Christina Ahrens
Aloe vera-Beraterin/Forever Living Products (FLP)
E-Mail: christinaahr@aol.com
Tel.: 0 40/72 69 71 34

WAS ICH IHNEN NICHT VORENTHALTEN MÖCHTE

5-Zonen Aloe vera-Matratze

Vor einiger Zeit zappte ich mich durch die Fernsehkanäle und sah im Verkaufskanal ein Angebot mit Aloe vera-Bettwäsche. Das Gewebe wird mit Aloe vera-Gel in einem Spezialverfahren durchtränkt. Das Geheimnis dieses Verfahrens wird natürlich nicht preisgegeben.

Bei mir um die Ecke gibt es ein Matratzenlager, das eine 5-Zonen-Matratze mit Aloe vera anbietet. Ich zitiere wörtlich aus dem Katalog der Firma:

»Nach einem neuartigen Verfahren ist es gelungen, die Extrakte dieser Wunderheilpflanze der Natur dauerhaft in einen hochwertigen Bezug einzuweben, ohne dass die Eigenschaften beim Waschen verloren gehen. Diese sorgen nicht nur für eine Glättung der Haut und Wohlbefinden, sondern stärken Ihr Immunsystem im wahrsten Sinne im Schlaf.«

Man liegt sehr gut auf dieser Kaltschaummatratze, ich habe sie selbst ausprobiert. Ob die Aloe vera einen Einfluss hat, wie im Firmenkatalog beschrieben, kann ich bei dieser kurzen Probeliegezeit noch nicht sagen. Dennoch hier die Bezugsadresse für Leser, die in und um Hamburg wohnen:

Matratzen REAL
  Grindelallee 188
  20144 Hamburg
  Tel.: 0 40/41 49 79 93

Damenstrumpfhosen mit Aloe vera

Seit einiger Zeit gibt es auch Strumpfhosen mit Aloe vera-Imprägnierung. Es soll sich ebenfalls um eine nicht auswaschbare Verarbeitung handeln, die sich aktivierend auf müde Beine auswirkt.

Ich habe im Sommer ein Paar Strumpfhosen einer bekannten Strumpfmarke ausprobiert. Ich spürte einen leichten, sehr angenehmen Kühleffekt. Die Strumpfhose fühlte sich sehr weich und seidig an. Wie viel Einbildung dabei ist, kann ich nicht sagen.

LITERATURHINWEISE

Das große Lexikon der Heilsteine, Düfte und Kräuter
Neu-Ulm (Methusalem Verlag) 8. Auflage 2000

Elke Kunze
ABC der Aloe vera, München (Peter Erd Verlag) 1998

Ingeborg Münzing-Ruef
Kursbuch gesunde Ernährung, München (Heyne Verlag) 2000

Halima Neumann
Stop Krebs, MS, Aids, Führhoff Verlag, 3. erweitere Auflage 1997

Ulla Rahn-Huber
Natürlich heilen und pflegen mit Aloe vera, München (Ludwig Verlag) 1999

Martina Seifen
Schwedenkräuter. Der Naturcocktail für Magen, Darm und allgemeines Wohlbefinden, München (Econ) 1998

Wolfgang Wirth
Mit Aloe heilen, Steyr (Ennsthaler Verlag) 1998

BEZUGSQUELLEN

Galerie fit und gesund
Mittelweg 19
D-20148 Hamburg
Tel. und Fax: 0 40/4 10 65 19
Ladengeschäft und Versand. Sehr gute Beratung. Sie bekommen dort Aloe vera-Produkte in hervorragender Qualität und von unterschiedlichen Firmen: Aloe vera-Kosmetik, Aloe vera-Reiniger, Zahnpasta, Spirulina, Magneten, Aromaöle, Tee.

Santaverde
Klärchenstraße 11
D-22299 Hamburg
Tel.: 0 40/46 09 91 11
Fax: 0 40/46 09 91 99
E-Mail: info@santaverde.de
Internet: www.santaverde.de
Biozertifizierte Aloe vera-Trinksäfte, frische Blätter, Pflanzen, reines Aloe vera-Gel, Aloe vera-Kosmetik und Sets für selbst gerührte Kosmetik. Die Firma betreibt eine eigene Plantage in Südspanien. Aloe vera-Kapseln, sehr gute Beratung.

Christina Ahrens
Aloe vera-Beraterin/Forever Living Products
Tel.: 0 40/72 69 71 34
Fax: 0 40/72 69 71 36
E-Mail: christinaahr@aol.com
Aloe vera-Trinksäfte, reines Aloe vera-Gel, Nahrungsergänzungsmittel, Aloe vera-Kosmetik, Propolisprodukte.

Puravita Naturwaren Hildegard Schmid
Schmautzer-Büchl-Weg 19 A
D-82266 Inning/Ammersee
Tel.: 0 81 43/95 95 01
Fax: 0 81 43/95 95 02
E-Mail: naturwaren@puravita.de
Frische Blätter, Pflanzen, Trinksäfte, Naturkosmetik mit Aromaölen,
spagirische Aloe vera-Essenz.

Gesundheitszentrum Ruth Herrmann
Glasower Straße 38
D-12051 Berlin
Tel.: 0 30/6 25 58 76
Fax: 0 30/6 26 64 05
Kosmetika und Nahrungsergänzungsprodukte auf der Basis biogen
stimulierter *Aloe capensis*. (Biogen stimulierte Aloe zur Injektions-
therapie nach Absprache mit Ihrem Heilpraktiker oder Arzt als
ALOGEN D2 bzw. D7 in der Apotheke erhältlich.)

Seemüller Apotheke
Rathausstraße 7 A
D-83727 Schliersee
Tel.: 0 80 26/9 47 22
Fax: 0 80 26/9 47 23
Lebenselixier nach Nostradamus.

Milagra Blütenessenzen GmbH
Postfach 747
CH-2540 Grenchen
Gratis-Telefon für Bestellungen aus Deutschland:
08 00/27 72 51 27
E-Mail: milagra@retemail.es
Internet: www.milagra.de
Blütenessenzen.

Kosmetik-Versand Margot Keppler
Schlossstraße 21
D-72160 Horb
Tel.: 0 74 83/9 10 56
Fax: 0 74 83/9 10 57
Zutaten für selbst gerührte Kosmetik.

SHANDIIN

Grindelallee 116	Hamburger Straße 37
D-20146 Hamburg	D-22083 Hamburg
Tel.: 0 40/41 33 84 60	Tel.: 0 40/22 73 88 62

Internet: www.shandiin.de
Hobbythek-Produkte, ätherische Öle, Räucherwerk, gepa-Produkte
aus fairem Handel, Tee.

INTERNET-ADRESSEN

Hier einige interessante Internetseiten zum Einstieg. Von dort finden
Sie über Links Zugang zu weiteren Internetseiten:
www.web-aloevera.de
www.aloevera.de
www.foreverliving.com
www.californiaconcept.com

Unter den beiden letztgenannten Adressen finden Sie die amerikani-
schen Seiten (also englischsprachig) der Direktvertriebsfirmen Forever Living Products und California Concept, deren Aloe vera-Produkte ausschließlich über Aloe vera-Berater/innen dieser Firmen zu
beziehen sind. Diese Aloe vera-Berater/innen gibt es natürlich auch
in Deutschland.
Hilfreich immer wieder die Suchmaschine *www.google.de*
Einfach Stichwort *Aloe vera* eingeben, und Sie bekommen eine riesige Liste mit Internetseiten zum Thema.

Bildnachweis

Der Abdruck aller Fotos und Abbildungen erfolgte mit freundlicher Genehmigung von Santaverde, Hamburg.
Alle Fotos und Abbildungen © Santaverde, Hamburg.

Danksagung

Ich danke meiner Freundin Barbarina Boso für ihre liebevolle Fürsorge. Ohne sie wäre es zu diesem Buch nicht gekommen. Barbarina ist selbst Autorin. Von ihr erschienen in Königsfurt Verlag »Die Kunst des Loslassens« und »Bananenwolken und Kirschenhimmel. Essen mit allen Sinnen«.

Ein besonderer Dank geht an Christina Ahrens, die in mühevoller Kleinarbeit mein Manuskript in den Computer übertragen hat. Christina ist leidenschaftliche Aloe vera-Beraterin.

Mit technischer Hilfe unterstützte mich mein Freund Horst Lindenberg. Lieber Horst, schön, dich in der Nähe zu wissen!

Meinem Verleger Johannes Fiebig danke ich ganz herzlich für sein Vertrauen. Harald Jösten vom Königsfurt Verlag sei gedankt für seine konstruktive Mitarbeit und seine fürsorgliche und geduldige Betreuung.

Der Firma Forever Living Products danke ich für die Erfahrungsberichte, die sie mir freundlicherweise zur Verfügung gestellt hat.

Elke van Eick

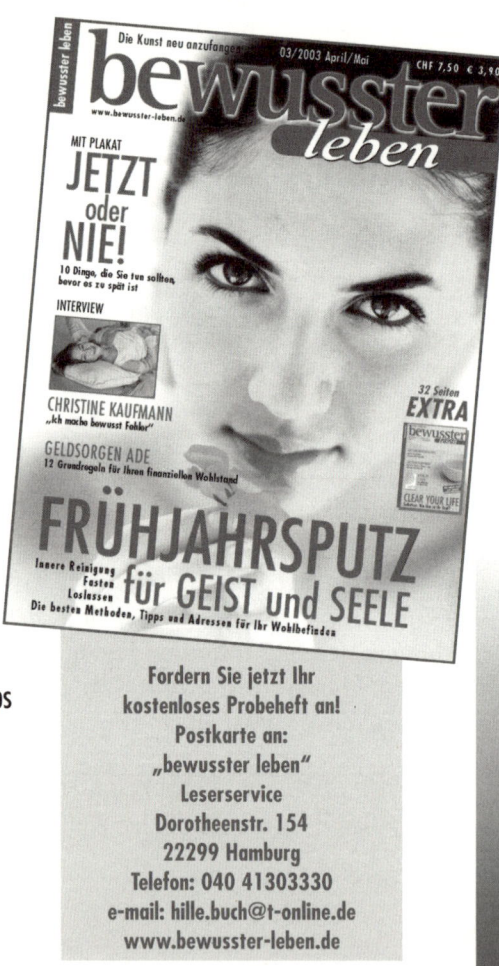